よい歯を育てる食生活

佐々 龍二　監修

昭和大学歯学部小児成育歯科学教室　編・著

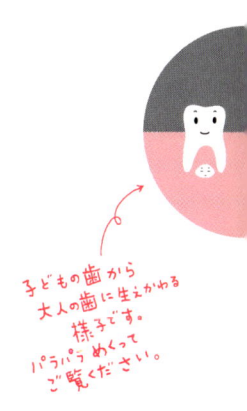

子どもの歯から
大人の歯に生えかわる
様子です。
パラパラめくって
ご覧ください。

緒　言

　　最近は出生数が減少して、少子高齢社会という国の発展にとってあまり喜ばしくない現状にわが国は直面しております。

　　本来、子どもたちは国の将来を担う貴重な人材です。我々歯科医師は、子どもから老人まで一生涯を通して口腔の健康を維持させ、それを絆として健康な身体発育を育成するのが責務と考えております。

　　日本歯科医師会が唱えた「８０２０運動」（ハチマルニイマル）という標語をご存じでしょうか。80歳にして20本の健全な歯を持っているご老人は日常生活が比較的安定しており、また病気にもかかりにくいといわれています。

　　この「８０２０運動」は小児期のお口の健康からがスタートです。

　　子どものお口の病気は様々です。一般的にはむし歯が大多数を占めており、むし歯予防に関する育児書もたくさん出ています。

　　本書は、お子さんの歯の特徴、生え方、お母さんの妊娠中に気をつけたいこと、また、歯の健康に良い食事内容や普段の生活習慣等について、経験豊富な小児歯科専門医が執筆したものです。

　　お母さんたちはお子さんが心身とも健康に育ってくれることを願っています。

　　日頃の子育ての中で、本書を少しでもお役に立てていただければ幸いです。

平成１６年５月

佐　々　龍　二

よい歯を育てる食生活

― 目次 ―

緒言 3

第1章 生活リズムとむし歯の関係 5
　こんな生活リズムになっていませんか？ 6
　正しい生活リズムがむし歯予防の第一歩 8
　正しい生活リズムを作るには 10
　「食べる」ことを通じて育つ子どものこころと身体 ... 12

第2章 子どもの歯の発育と栄養 13
　乳歯ができてから永久歯が生えそろうまで 14
　乳歯のむし歯がもたらす悪影響 16
　よい歯を育てるために必要な栄養素 18
　栄養バランスのよい食事を作るには 20
　歯の生え方とケアのポイント 22

第3章 各時期の食生活とお口の健康 23
　妊娠中に気をつけたいこと 24
　哺乳から始まる赤ちゃんの食生活 26
　離乳はあせらず順序よく 28
　歯磨きの習慣をつけるには 30
　大人と同じ食事ができるようになるまで 32
　おやつを与えるときに気をつけたいこと 34
　幼稚園や保育園に入ったら 36
　歯磨きはすみずみまで確実に 38
　小学校にあがったら 40
　中学生、高校生になったら 42
　食生活についておさらいしましょう 44
　次世代へ伝えたい食事の大切さ 47

※各ページの目盛は、特に関係の深い年齢を示しています。　↓例：2～3歳頃

第1章　生活リズムとむし歯の関係

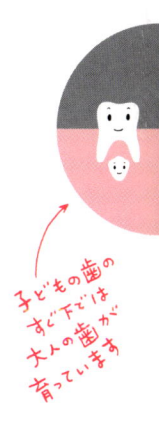

子どもの歯のすぐ下では大人の歯が育っています

こんな生活リズムになっていませんか？

つい夜更かしをして朝寝坊したりなど、生活リズムは連鎖的に乱れやすいもの。
いくつかでも思いあたる点があれば、一日のリズムを見直してみましょう。

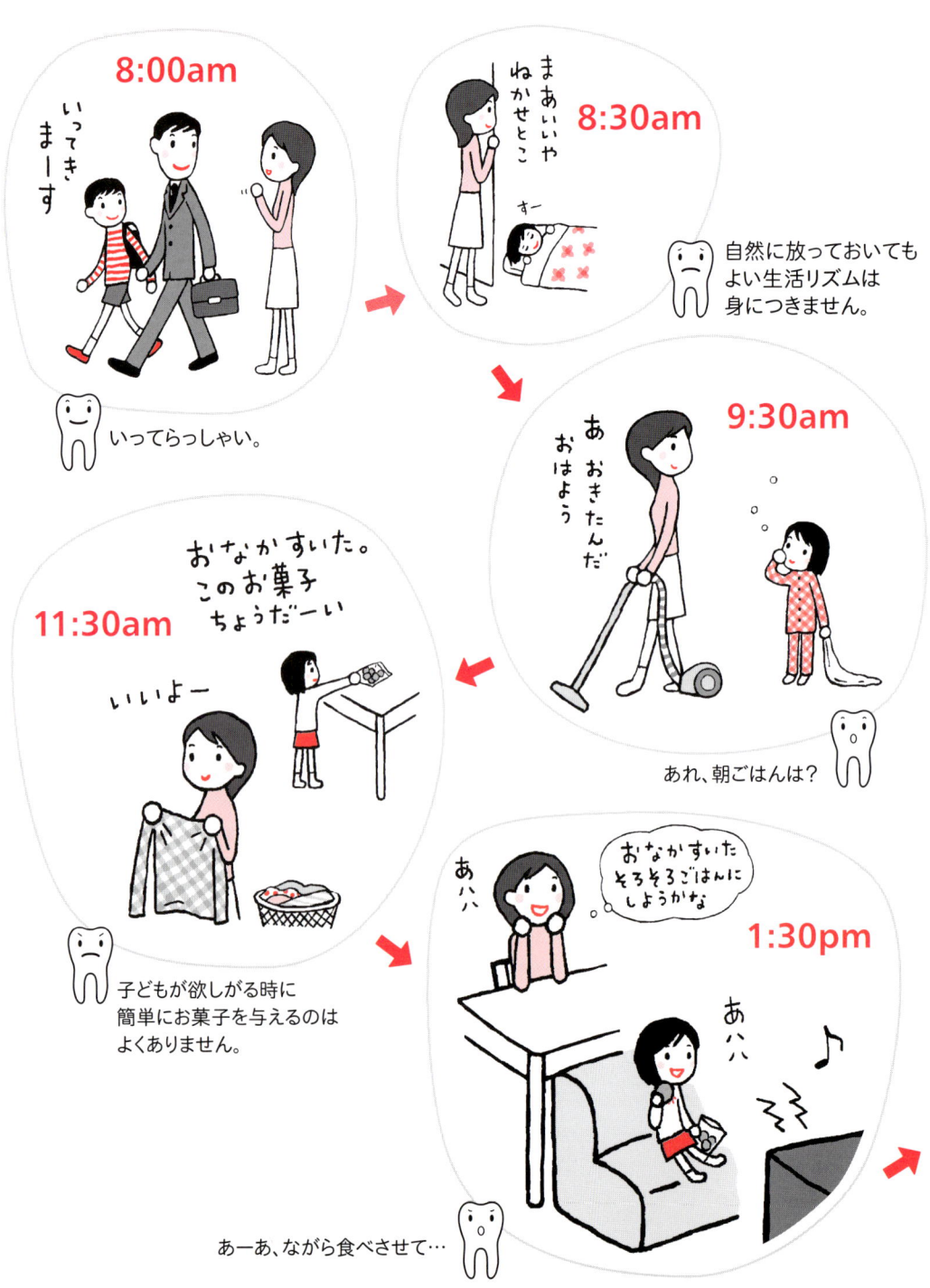

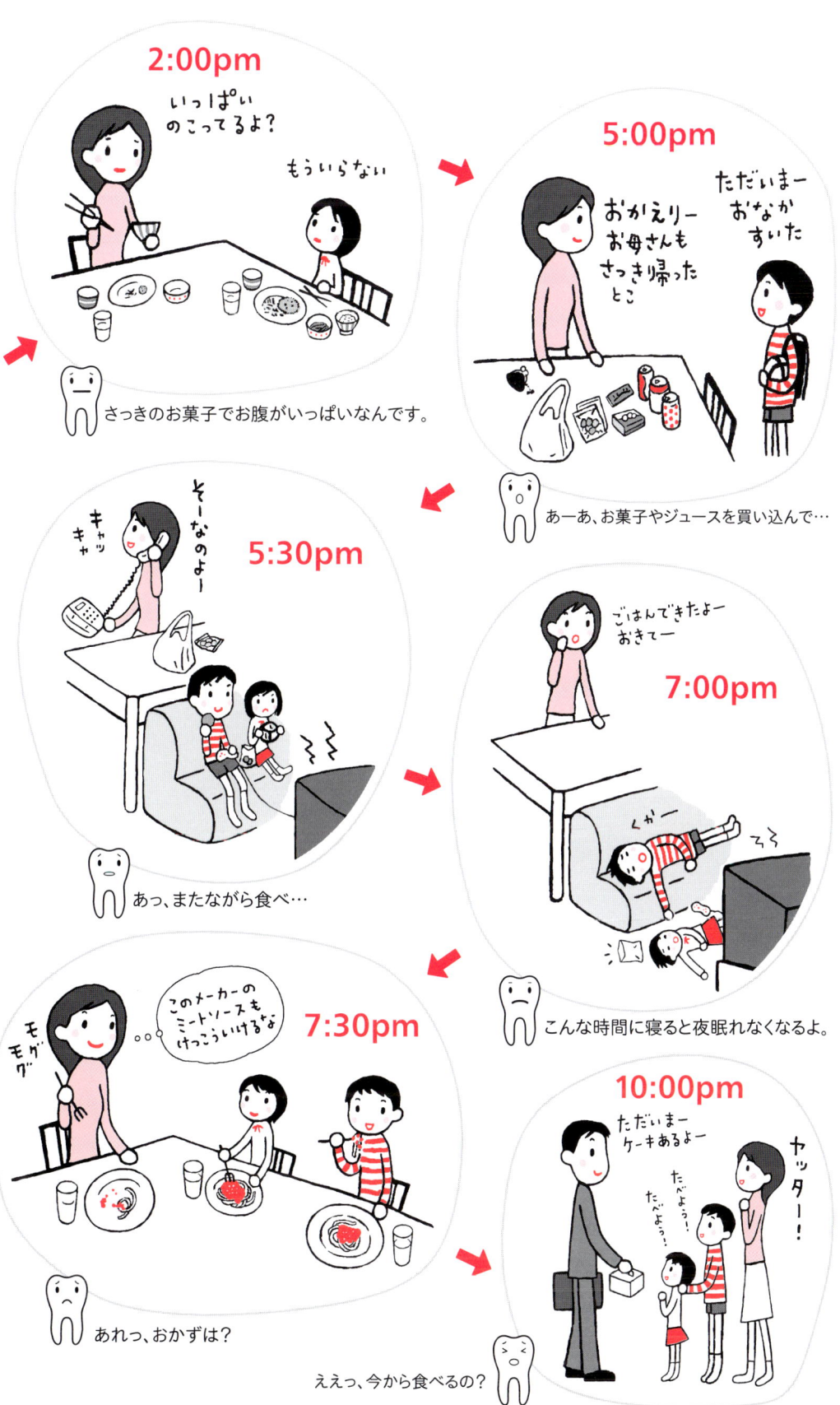

正しい生活リズムがむし歯予防の第一歩

いちどできてしまったむし歯は、自然に治ることはありません。
ですから、未然に防ぐことが大切です。

 ## むし歯はどうしてできるのでしょう？

お口の中のむし歯菌が、糖を分解して酸を作り、この酸によって歯の表面からミネラル成分（カルシウム、リンなど）が溶けだします。これがむし歯の始まりです。

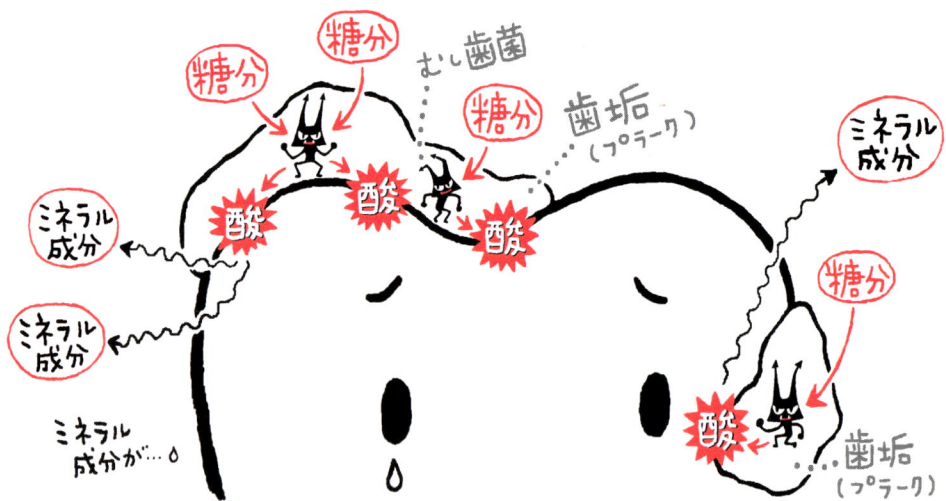

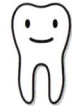 ## だ液が歯を守っています。

だ液には、酸を中和する働きや、酸によって溶け出したミネラル成分を元に戻す働きがあります。この働きが溶け出す成分量に追いつかないと、むし歯になってしまうのです。

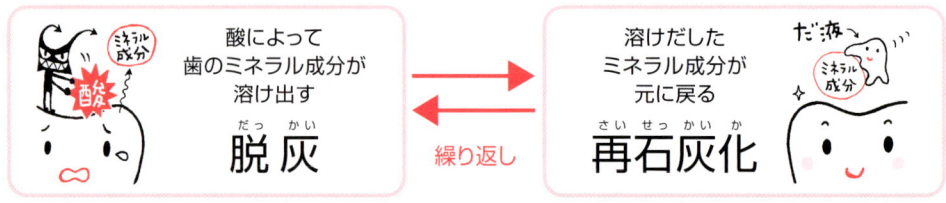

★ だ液には他にもこんな働きが…

・歯垢の中の酸を洗い流す。
・食べかすを洗い流す。
・消化を助ける。

だ液は歯の味方。食事の時は、よくかんで食べることでだ液の分泌量を増やすことができます。

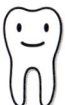 ## 食事は規則正しく決まった時間に。

お菓子などをちょこちょこ食べていると口の中が常に酸性になって、むし歯になりやすくなります。間食は控えて、だ液が歯を再石灰化する時間を確保しましょう。

★ 規則正しく食事をすると…

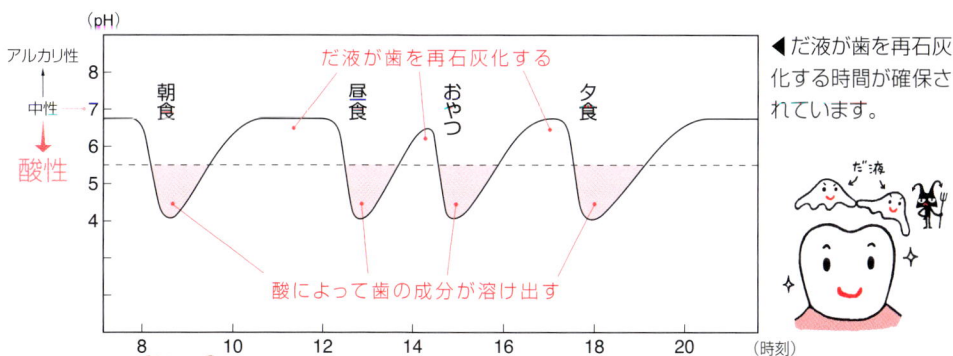

◀ だ液が歯を再石灰化する時間が確保されています。

★ お菓子などをちょこちょこ食べていると…

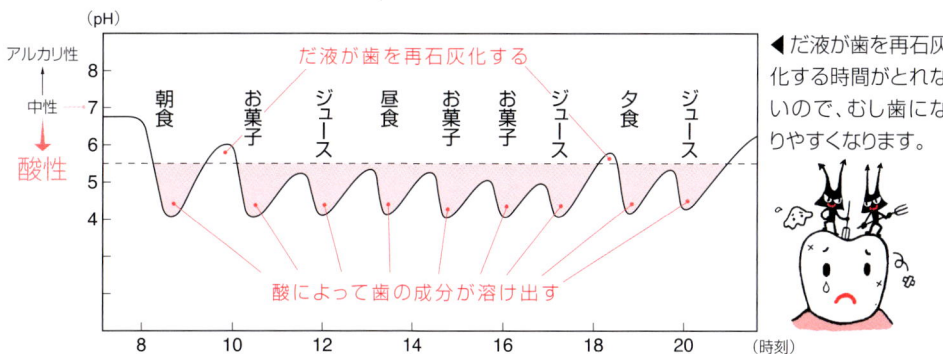

◀ だ液が歯を再石灰化する時間がとれないので、むし歯になりやすくなります。

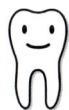 ## もちろん、歯磨きも大切です。

下の図にある3つの要素が重なると、むし歯になりやすくなります。食後にはきちんと歯磨きをして、むし歯菌や、むし歯菌のエサとなる糖分を取り除きましょう。

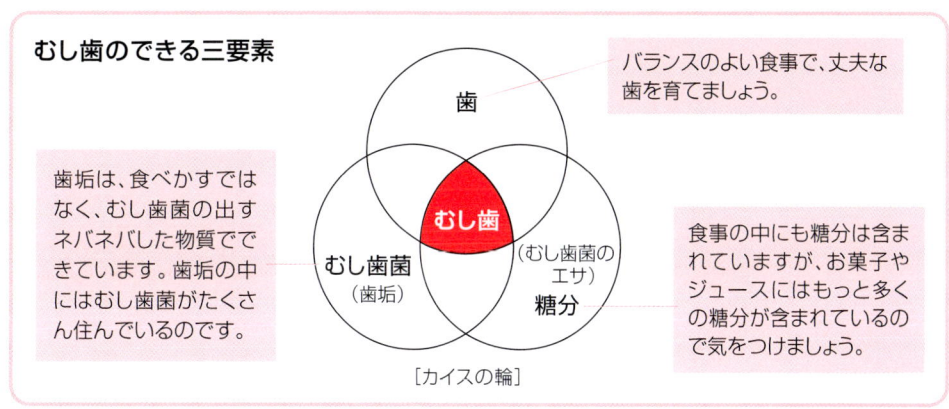

正しい生活リズムを作るには

10～11ページのような食生活では、むし歯になる危険性が高くなります。
よいリズムを作るためにはどんなことに気をつければよいでしょうか。

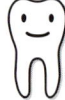
間食を控え、朝昼晩の食事をきちんととらせましょう。

　子どもが欲しがる時にお菓子を与えるのでご飯がしっかり食べられず、そのためまたすぐお腹がすくのでお菓子を与えざるを得ない……このような不規則な食生活では、むし歯になりやすくなります。また、お菓子ばかりでは成長に必要な栄養もとれません。

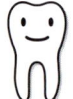
朝は7時～8時には起こしましょう。

　人間の生体のリズムは、朝、太陽の光を浴びることでリセットされます。早く起きれば夜は自然に眠くなり、早寝早起きの習慣が身につきます。

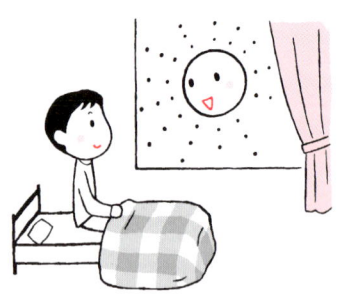

寝室は、できれば東側の部屋に。遮光カーテンは、朝の光を浴び損なってしまうのでよくありません。

まず朝食をしっかり食べさせましょう。

　朝食は、体を目覚めさせて一日の活力をつくるもと。抜いてしまうとエネルギー不足で頭もぼんやりしてしまいます。朝食には、パンやご飯だけでなく卵や野菜もとりいれるなど、栄養のバランスにも気をつけましょう。

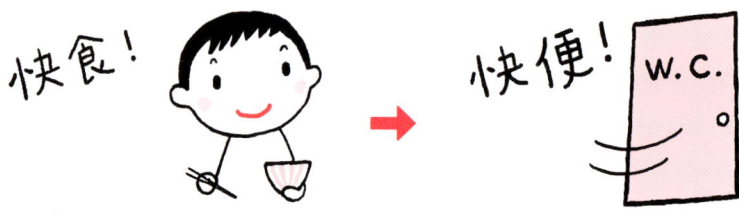

起きてすぐには食欲がわきませんが、30分くらいたてばお腹も減ってきます。

朝食をしっかり食べることで毎朝自然に排便…というリズムが作れると理想的ですね。

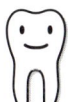
できれば午前中に外遊びさせましょう。

家の中にいると、テレビやビデオを見ながらお菓子を食べたりジュースを飲んだり…ということになりがち。外で遊べばお腹も空いて、昼食もおいしく食べられます。

お腹がいっぱいになって眠くなったら昼寝をさせましょう。

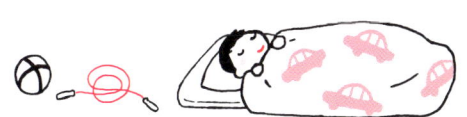

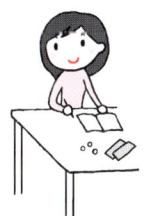

外遊び→昼食→昼寝というリズムが◎。
夕方寝かせることは夜更かしのもとになります。

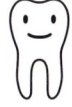
夕食はなるべく7時頃までに。

睡眠中はだ液の分泌が少なくなるので、寝る前に食事をすると口の中が酸性の状態が長時間続いて、むし歯になりやすくなります。消化吸収の面からも、夕食から寝るまでに2時間はとりたいもの。夕食は早めにすませ、またお腹が空く前に寝かせましょう。

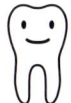
夜は9時頃までには寝かせましょう。

夜更かしをして朝スッキリ起きられないと、軽い時差ボケ状態になり、日中の活動量が少なくなって、セロトニンという物質の分泌が少なくなってしまいます。セロトニンが不足すると、イライラしやすくなるといわれています。

★ **朝食をおいしくしっかり食べるためにも、寝る前の飲食は控えましょう。**

　水分を欲しがる場合は、ジュースや牛乳ではなくお茶や水などを与えてください。

★ **お父さんの帰宅が遅いときは、待たずに先に寝かせましょう。**

　お父さんが帰るのを待っていて子どもの就寝時間が遅くなる家庭も多いようです。お父さんとは休日や朝遊ぶようにして、夜は早めに寝かせましょう。

★ **照明を落とした静かな部屋で寝かせましょう。**

　明るい部屋で寝かせると深い睡眠になりにくく、また、リズムの調整作用のあるメラトニンというホルモンの分泌も抑えられてしまうため、生活リズムが乱れるもとになります。

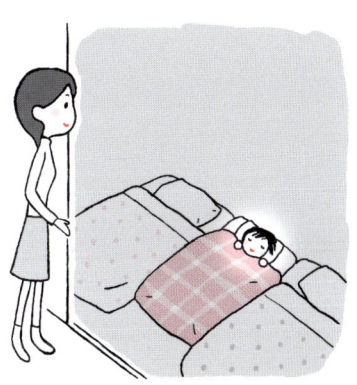

「食べる」ことを通じて育つ
子どものこころと身体

　生まれた時には、歯もなくお乳を吸うことしかできなかった赤ちゃんが、1歳を過ぎると3回の食事をとるようになり、3歳ごろには乳歯もはえそろって大人に近い食事がとれるようになります。さらに、6歳を過ぎて永久歯への生えかわりが起こってくると、顎もひとまわり大きくなり、かむ力も増します。

　このように、子どもの口の成長とともに「食べる」機能や行動は発達しますが、またこの時期には「食べる」という場を通じての周囲の人達とのコミュニケーションや、家族や友達と一緒に食べておいしさや満足感を得ることで子どものこころも育ちます。「食べる」ことは身体に必要な栄養をとるためばかりでなく、子どものこころの発達にも重要です。

　また、子ども時代によりよい食生活習慣を身につけることは、むし歯予防だけでなく生活習慣病全般の予防につながり、生涯を通じた健康な生活とQOL（Quolity of Life：生活の質）の向上につながるものです。

　授乳時のまなざしや声かけから、離乳食の介助と子どもの様子をみながらのステップアップ、そして幼児期の食の自立の援助など、親をはじめとした周囲の人達の食支援が子どもの「食べる」力を育てます。

　1日に最低3回、年間には1000回以上はくり返される食事の場を、「家族のコミュニケーションの場」として、また「家庭の団らんの場」として、生活の中でもっと大切にしていくことが、子どものこころと身体の健やかな育ちのために重要と思われます。

第2章　子どもの歯の発育と栄養

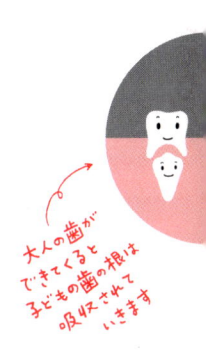

大人の歯ができてくると子どもの歯の根は吸収されていきます

乳歯ができてから永久歯が生えそろうまで

お子さんの口の中で、歯はどのように育っているのでしょうか。
あごの骨の中の様子を見てみましょう。

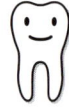 ## なぜ乳歯と永久歯があるのでしょう。

歯は、いちど完成するとそれ以上大きくなることはありません。ですから、身体が成長してあごの骨が大きくなるのに合わせて、乳歯から永久歯に交換する必要があるのです。

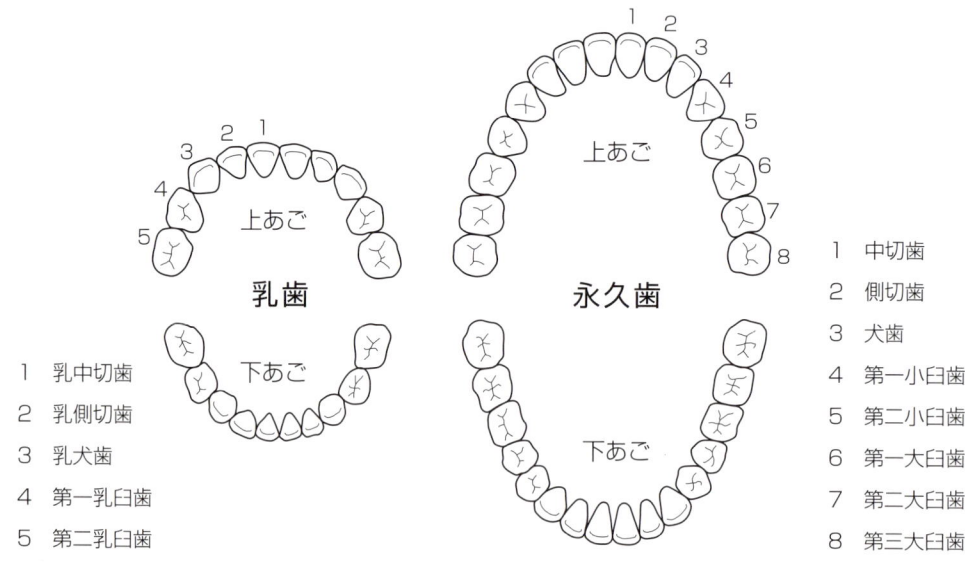

乳歯	永久歯
1　乳中切歯	1　中切歯
2　乳側切歯	2　側切歯
3　乳犬歯	3　犬歯
4　第一乳臼歯	4　第一小臼歯
5　第二乳臼歯	5　第二小臼歯
	6　第一大臼歯
	7　第二大臼歯
	8　第三大臼歯

※第三大臼歯は、俗に親不知と呼ばれる歯で、一生生えてこないこともあります。

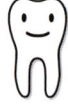 ## 6〜7か月で、下の前歯が生えてきます。

乳歯は、妊娠7〜10週目くらいからお母さんのお腹の中で少しづつ形づくられて、生後6〜7か月になると下の前歯から生えはじめます。歯の生えてくる時期は個人差が大きいので、何か月か早くても遅くても、あまり気にしないようにしましょう。

★ 生後6か月頃の口の中の様子

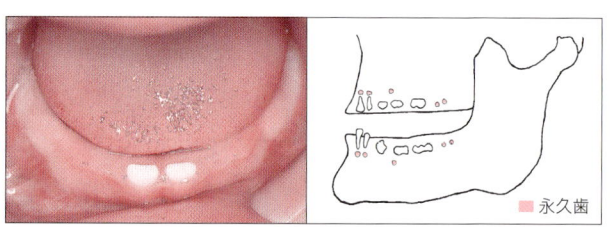

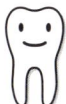 ## だいたい3歳頃までに乳歯が生えそろいます。

　準備のできた歯から生えてきて、だいたい3歳頃までには20本の乳歯が生えそろいます。永久歯が生えてくるのは6歳頃からですが、乳歯の下では準備が進んでいます。

★ 3歳頃の口の中の様子

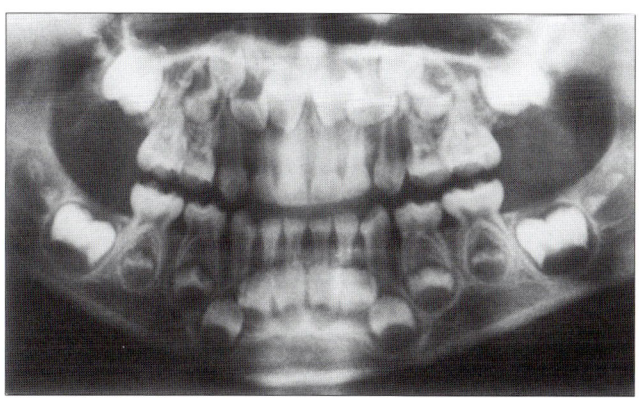
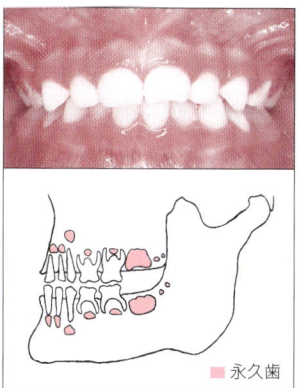

乳歯が20本生えそろったところです。エックス線写真を見ると、あごの骨の中で永久歯が育っていることがわかります。

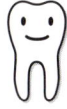 ## 6歳頃～12歳頃の間に、永久歯に生えかわります。

　あごや身体の発育に合わせて、約6～7年という長い期間をかけて乳歯が永久歯に生えかわります。乳歯の数は全部で20本ですが、永久歯ではその奥に大臼歯と呼ばれる上下左右各2～3本の永久歯が加わって、いろいろな食べ物を上手にかめるようになります。

★ 6歳頃の口の中の様子

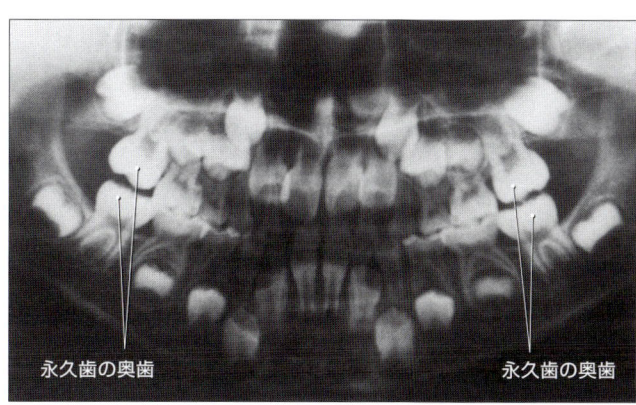
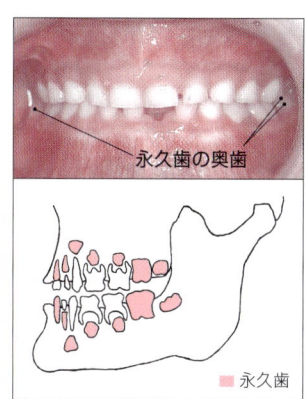

6歳頃になると、永久歯への交換が始まります。上のエックス線写真は、永久歯の奥歯4本が生えて、前歯も、下の2本が生えかわったところです。

乳歯のむし歯がもたらす悪影響

永久歯さえむし歯にしなければ大丈夫、と思っていませんか？
乳歯のむし歯も、永久歯の発育に大きな影響をおよぼします。

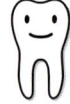
永久歯は乳歯のすぐ下にできています。

乳歯のすぐ下では、永久歯が育っています。下のエックス線写真は、3歳頃の様子です。永久歯が頭の方からだんだん形作られていっていることがわかります。

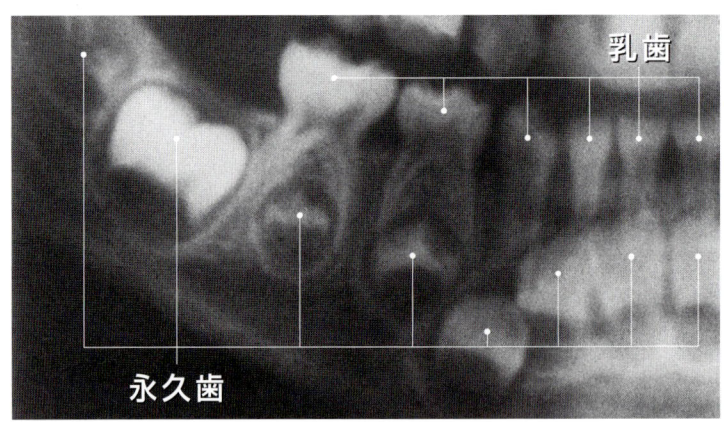

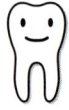
乳歯と永久歯はどのように生えかわるのでしょう。

永久歯は、まず歯の頭の部分（歯冠）が完成し、続いて歯の根の部分（歯根）ができるにつれて、ゆっくりと生える方向へ移動します。この刺激により、乳歯の歯根が少しずつ吸収されていきます。やがて乳歯は、歯根がほとんどなくなって抜け落ちます。

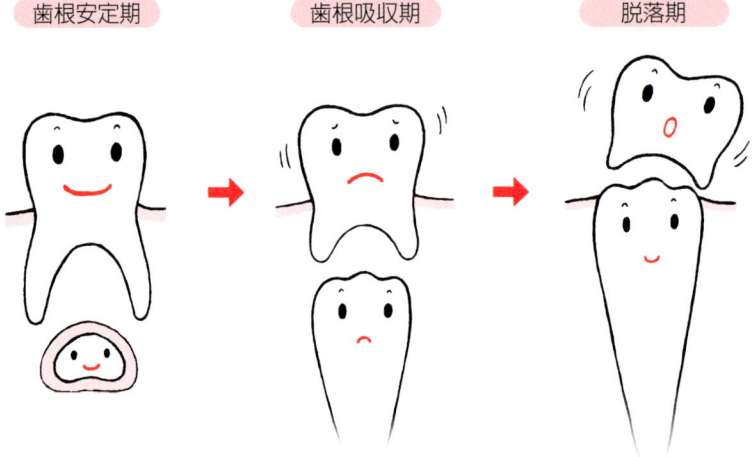

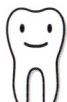 ## むし歯の多くは、見た目より進行しています。

むし歯菌の出す酸によって歯の外側の硬いエナメル質が溶かされると、むし歯は、より軟らかい象牙質の中を進行していきます。そのため、小さなむし歯に見えても歯の中ではかなり進行している場合もあります。

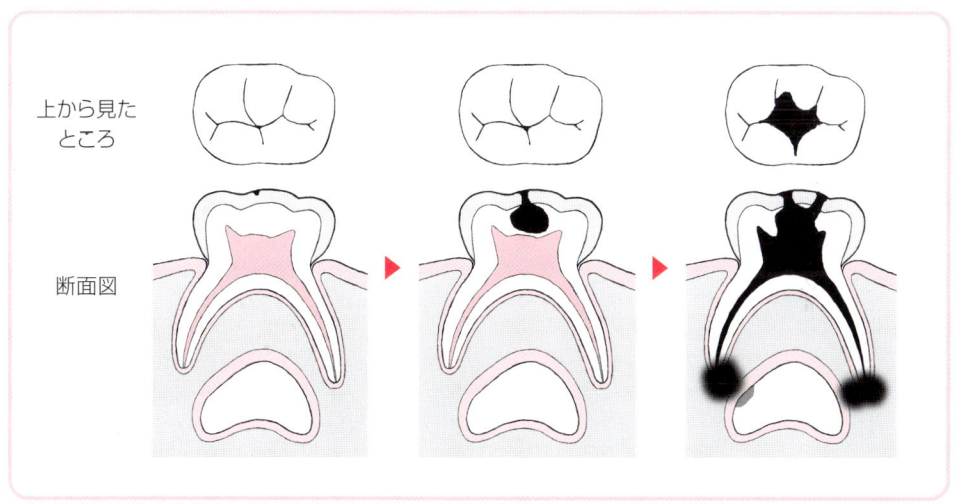

上から見たところ

断面図

乳歯のむし歯が進んで歯の根に膿がたまると、すぐ下で育っている永久歯の質や形に悪影響を与えることがあります。ひどいときには、永久歯の根が十分育たず、生えてきてすぐにぽろりと抜けてしまうことさえあります。乳歯のむし歯には十分注意しましょう。

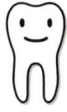 ## 定期的に歯科健診を受けましょう。

初期のむし歯は、汚れと見分けがつきにくいものです。子どもは痛みを訴えないことも多く、また、乳歯のむし歯は進行が速いので処置が遅れがちです。定期的に健診を受けてむし歯を予防し、できてしまったむし歯は早期に治療できるようにしましょう。

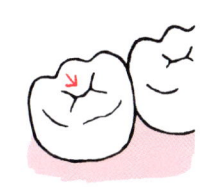 奥歯の溝の中のむし歯は見つけにくいものです。

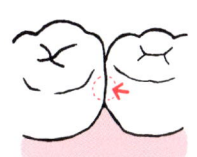 歯と歯の接している面の初期のむし歯は、エックス線写真で見なければみつかりません。

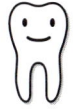 ## ひどいむし歯は、お子さんの生活にも影響します。

むし歯が進行してしっかりかめないと、偏食になることがあります。歯が痛かったりものが食べられなかったりすると元気も出ません。また、乳歯がひどいむし歯になると、永久歯の歯並びやあごの発育に悪影響が出やすくなります。

よい歯を育てるために必要な栄養素

丈夫な歯を作るためには、栄養バランスのよい食事が何より大切です。
歯によい栄養素はどのような食品に含まれているでしょうか。

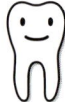 ## 歯を作るにはどのような栄養素が必要なのでしょうか。

歯の表面を作っている主な栄養素はカルシウムですが、その土台はタンパク質でできています。カルシウムやタンパク質が効率よく働くためには、ビタミンA、C、Dが必要です。

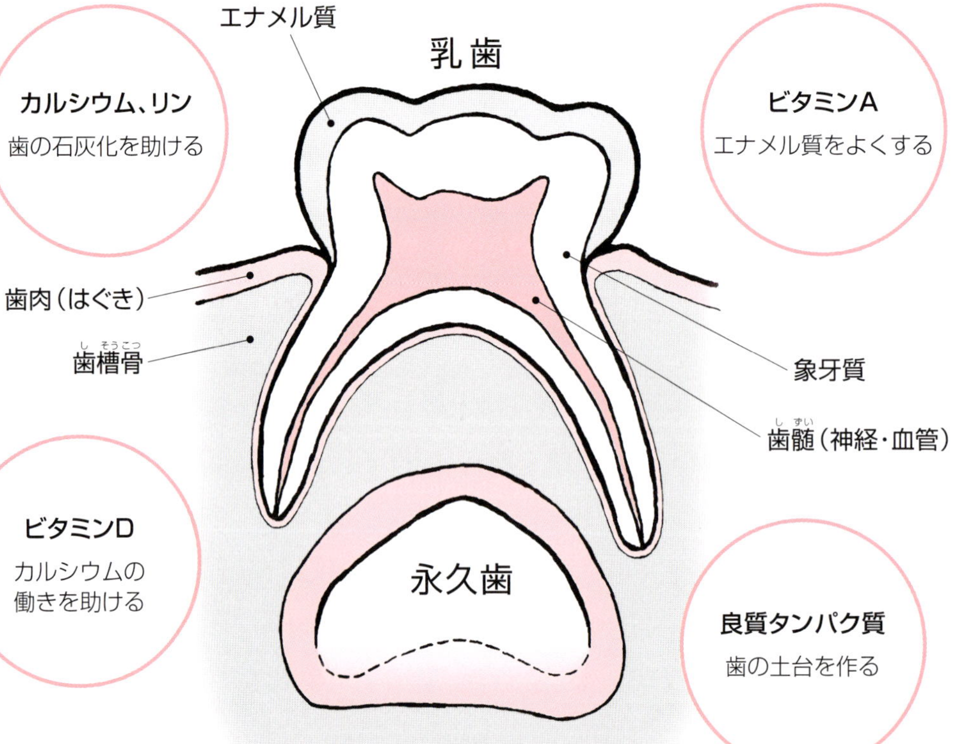

乳歯
- エナメル質
- 歯肉（はぐき）
- 歯槽骨
- 象牙質
- 歯髄（神経・血管）

永久歯

カルシウム、リン
歯の石灰化を助ける

ビタミンA
エナメル質をよくする

ビタミンD
カルシウムの働きを助ける

良質タンパク質
歯の土台を作る

ビタミンC
象牙質をよくする

良質タンパク質とは？

体内で合成することのできない8種類の必須アミノ酸を、バランス良く含んだタンパク質。肉や魚介類、卵・牛乳などの動物性蛋白質と、大豆・大豆製品に含まれています。

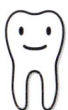 ## どのような食品をとればよいでしょう？

左の栄養素を多く含む食品の例です。意識して食事に取り入れてみましょう。特定の食品に偏ることなく、バランスよくいろいろな食品を取ることが大切です。

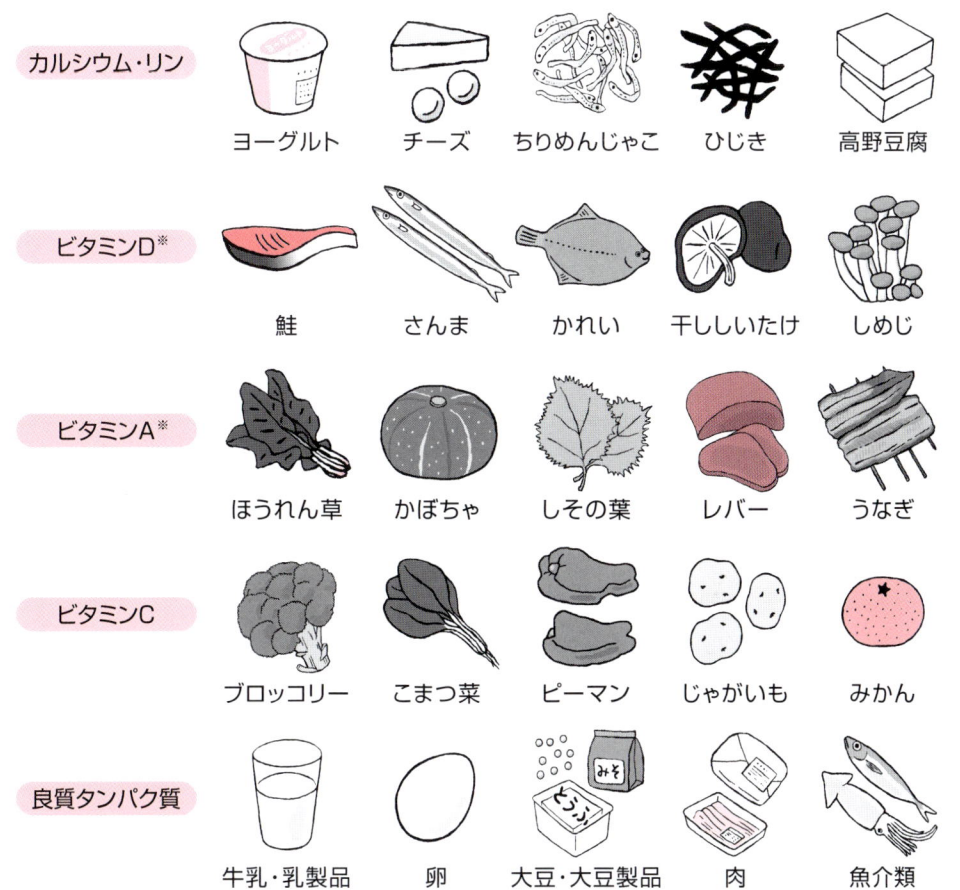

※脂溶性ビタミンであるビタミンA、Dは、大量に摂取するとビタミン過剰症を起こします。サプリメントなどを使用して多量に摂取することは避けてください。

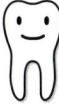 ## 歯を強化するフッ素は、食品からも取ることができます。

歯のエナメル質を強化してむし歯予防に役立つことで知られているフッ素は、魚介類や海草類、緑茶や紅茶の葉に多く含まれています。フッ素洗口や、歯科医院でのフッ素塗布に加えて、普段の食事にもこれらの食品を取り入れてみましょう。

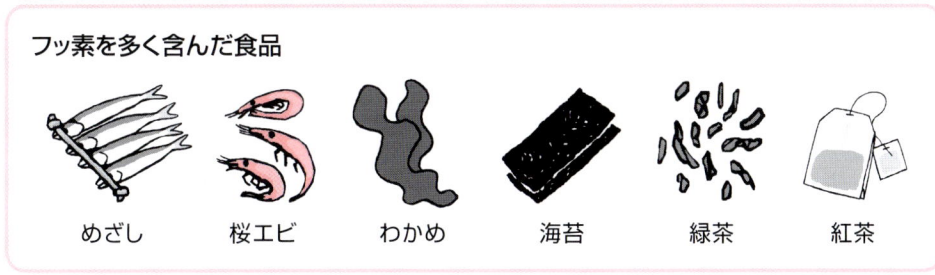

栄養バランスのよい食事を作るには

栄養バランスよく、といっても難しく考えることはありません。
ここでは、一例として簡単な朝食のメニューをご紹介します。

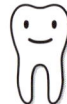
主食＋主菜＋副菜でバランスよく。

おおまかに、主食で体を動かすエネルギーを、主菜で体を作るタンパク質を、副菜で体の調子を整えるビタミン、ミネラル類を、と考えるとよいでしょう。

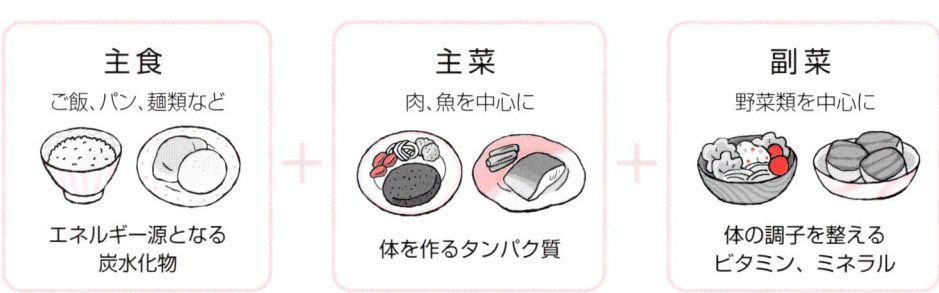

主食	主菜	副菜
ご飯、パン、麺類など	肉、魚を中心に	野菜類を中心に
エネルギー源となる炭水化物	体を作るタンパク質	体の調子を整えるビタミン、ミネラル

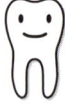
歯によい食品の取り入れ方。

同じ食品でも、調理方法に変化をつけて楽しく食べられるようにしてあげましょう。

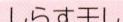
しらす干し

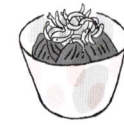
おひたしなどにかけて

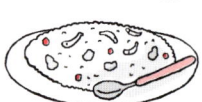
チャーハンに　　かき揚げに

こまつ菜やほうれん草など

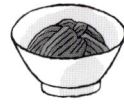 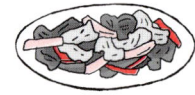
茹でて　　他の野菜や肉と炒めて

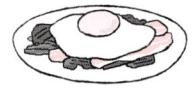
卵やベーコンと一緒に

牛乳

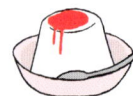 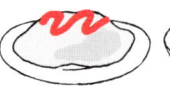 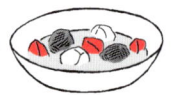
ゼリーにして　　オムレツやシチューに入れて

とうふ

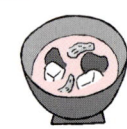 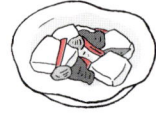
みそ汁に　　炒め物に

オレンジやリンゴなどの果物

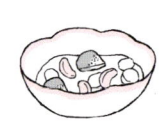 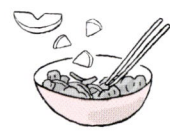
ヨーグルトと一緒に　　サラダに入れて

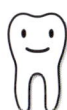
簡単でバランスのよい朝食メニュー。

朝食は一日の元気の源。ちょっとした手間でバランスのよいものになります。

朝食の献立例と、各食品の主な栄養素

和食の一例

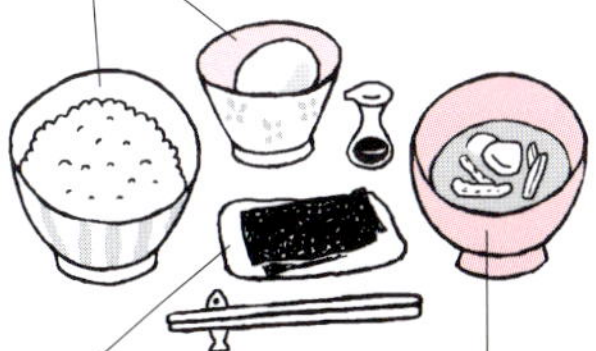

- 卵かけごはん
- 海苔
- 具だくさんのみそ汁

白米：炭水化物、リン 他
卵：タンパク質、カルシウム、ビタミンB 他

カボチャ：ビタミンA、C、炭水化物 他 ┐
いんげん：ビタミンA、鉄、食物繊維 他 ├ みそ汁
油揚げ・みそ：タンパク質、カルシウム、リン 他 ┘

海苔：カルシウム、ビタミンA、食物繊維 他

洋食の一例

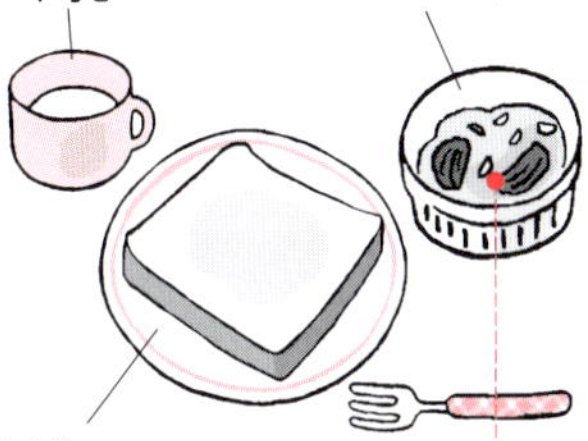

- 牛乳
- ココット
- 食パン

食パン：炭水化物、リン、食物繊維 他
バター：ビタミンA、カルシウム 他

卵：タンパク質、カルシウム、ビタミンB 他 ┐
ツナ：タンパク質、リン、ビタミンE 他 ├ ココット
ほうれん草：ビタミンA、C、カルシウム、鉄、他 ┘

牛乳：タンパク質、カルシウム、リン 他

カンタンココット 卵をほぐすときに牛乳も入れるとふわふわに！

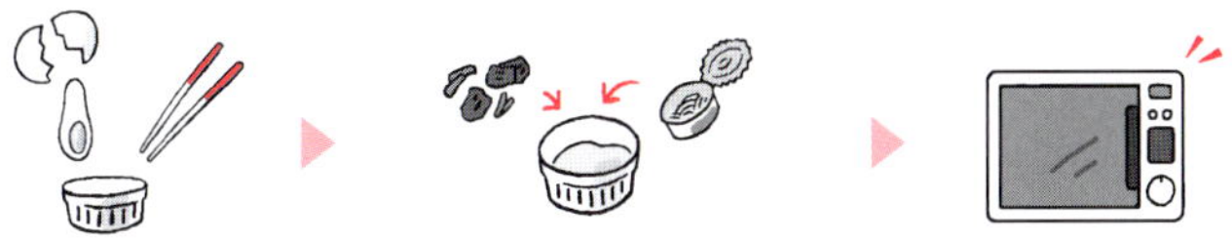

耐熱容器に卵を割りほぐして ▶ ほうれん草とツナを入れて塩・コショウをふって… ▶ レンジでチン！

栄養素は『ベターホームの食品成分表』（ベターホーム出版局）より

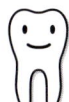
気軽にいろいろな食材を取り入れてみましょう。

上の例のように、手近な食品を少しずつ取り入れていけば、さまざまな栄養素を取ることになります。使う食材の種類を増やすように心掛けましょう。毎日続けられるように、あまり難しく考えずに無理のない範囲で栄養バランスに気を配ってください。

歯の生え方とケアのポイント

お子さんが自分から進んで歯を磨けるように、お子さんの
心の成長に合わせた歯磨きの習慣づけをしていきましょう。

1歳半頃

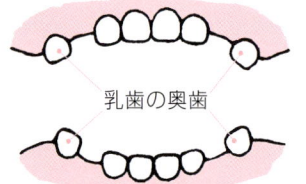

乳歯の奥歯が生えはじめ、かみ砕いてつぶすことができるようになってきます。

　1日1回の歯磨きを習慣づけましょう。とはいえ、嫌がる子どもを押さえつけて磨くのは逆効果。真似が大好きな時期なので、親子で一緒に磨くなど楽しく磨ける工夫を。

2歳頃

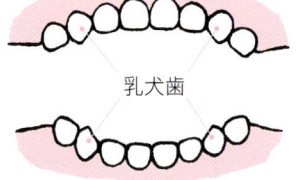

乳犬歯が生えてきて、野菜や肉などを前歯でかみ切る能力が高まります。

　自我が急速に発達します。自分の気持ちが思うように表現できず、かんしゃくを起こすことも。仕上げ磨きを嫌がる場合は、ポイントを絞って短時間で磨きましょう。

3歳頃

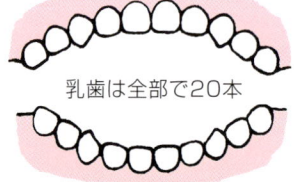

乳歯の最後の奥歯が生えてきて、この頃までに20本の乳歯が生えそろいます。

　社会性が出て、集団で遊ぶようになります。反抗はしますが、言葉での説明も理解できるようになってきます。歯磨きの大切さを話してあげて、進んで磨けるようにしましょう。

6歳頃

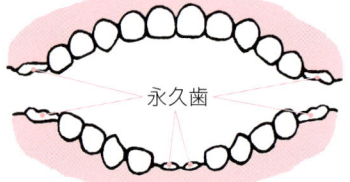

乳歯の奥に最初の永久歯が生えてきて、乳歯から永久歯への交換が始まります。

　基本的な生活習慣が確立する時期です。この頃になると独立心も芽生えてきます。お子さんが自分でも上手に磨けるように、磨きにくいポイントなどを教えてあげましょう。

第3章　各時期の食生活とお口の健康

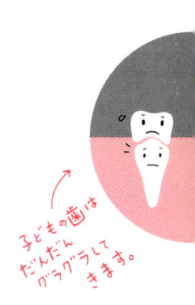
子どもの歯はだんだんグラグラしてきます。

妊娠中に気をつけたいこと

健康な赤ちゃんを産み、赤ちゃんに丈夫な歯が生えるようにするためには、
妊娠中のお母さんはどのようなことに気をつければよいのでしょうか？

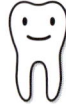
規則正しくバランスの良い食事を心掛けましょう。

お腹の赤ちゃんは、母親の身体から必要な栄養素を受け取ります。ですから、母親自身が健康で暮らせるように、規則正しくバランスの取れた食事を楽しくとることが大切です。また、この規則正しい食習慣は、生まれてくる子どもの食習慣の形成にもつながります。

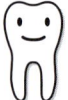
特定の食品の取りすぎは、アレルギーの原因にも。

妊娠中、牛乳や卵などを普段より多くとる方がいらっしゃいます。しかし、特定の食材を多量に摂取することで、子どもがアレルギーを持って生まれてくる危険性が高くなります。

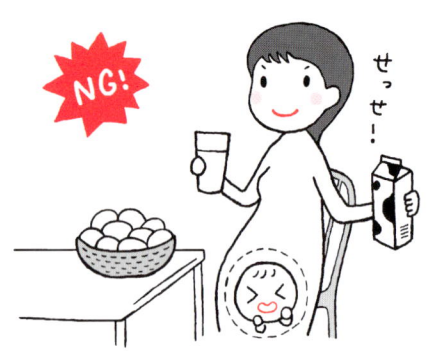

牛乳は1日200cc程度、卵は1日1個程度にとどめ、タンパク質やカルシウムはいろいろな食品からとるようにしましょう。

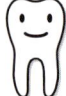
妊娠中に歯がだめになるって本当？

胎児が必要とするカルシウムが、直接歯から溶け出すということはありません。しかし、妊娠中には歯が悪くなりやすい要因がいくつかあることはたしかです。意識して歯を健康に保つよう努めましょう。体調の良いときに歯の健診を受けておくのもよいでしょう。

★ つわりがもたらす、歯に悪いこと

- ・食生活が不規則になる。 ┐
- ・酸性の食品が増える。　 ┘→ 口の中が酸性になって、むし歯になりやすくなります（P.9参照）。
- ・吐いたものに含まれる胃酸が歯を溶かす。
- ・歯ブラシを口の中に入れるだけで気持ちが悪くなって歯磨きできない。

食べたらそのつど歯磨きをするのが理想ですが、難しい場合は水で口をすすいで、歯を清潔に保つようにしてください。比較的気分のよい時間帯に丁寧に歯磨きをしましょう。歯ブラシを小さいものに変えると磨きやすくなることもあります。

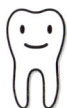 ## むし歯の原因となるミュータンス菌について。

健康な状態でも、口の中にはたくさんの細菌がいます。むし歯を作る菌の中で代表的なものは「ミュータンス菌」で、この菌は歯にくっついて増える性質を持っています。

ミュータンス菌の増え方

①
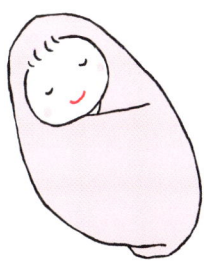
生まれたばかりの赤ちゃんの口の中には、ミュータンス菌はいません。

②
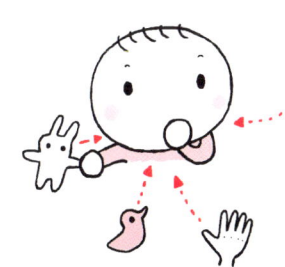
やがて、周囲の人の口の中にいたミュータンス菌がやってきます。

③
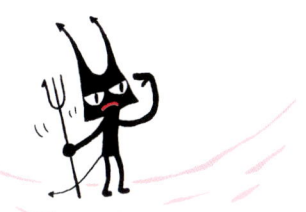
それでも、歯が生えていないうちはミュータンス菌が住みつくことはありません。

④
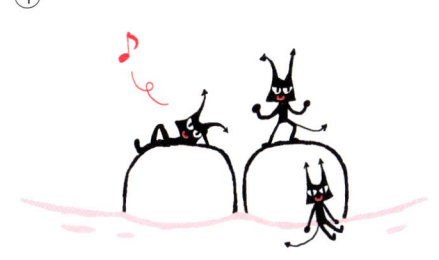
歯が生えてきたら、ミュータンス菌はさっそく住みつきます。哺乳の後はガーゼや指などで歯をきれいにすることが重要です。

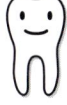 ## 妊娠中から赤ちゃんのむし歯予防をしましょう。

口の中の細菌を完全になくすことは難しいのですが、それでも、お母さんをはじめとした周囲の人が口の中を清潔にしてミュータンス菌を減らしておくことは大切です。

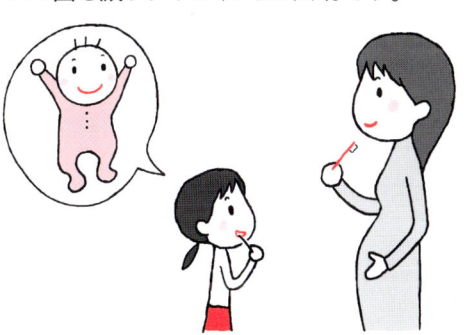

哺乳から始まる赤ちゃんの食生活

赤ちゃんの食事は母乳や粉ミルクから始まりますが、口の中が発達するにつれてだんだん大人と同じものが食べられるようになっていきます。

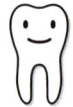 ## 食べるための機能は哺乳によって発達します。

　哺乳の時、赤ちゃんは舌やほおの筋肉を一生懸命使っています。この運動が基本となって、あごや舌を上手に動かして離乳食を食べられるようになるのです。

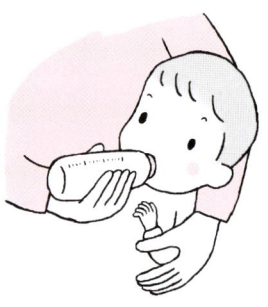

舌と上あごで乳首を固定し、舌のうねりでミルクを絞り出しています。

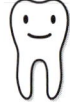 ## 哺乳タイムがふれあいタイム。

　食事の一番のポイント、それは食を楽しむことです。赤ちゃんの世話はなにかと忙しいものですが、哺乳時間はゆったりと心のふれあいを深める時間にしてあげてください。

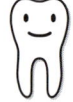 ## 哺乳の量は、一時的に減ることがあります。

　3か月頃になると哺乳の量が一時的に減ることがあります。これは、お腹がいっぱいになったという感覚がわかるようになったためです。それまでは、疲れるまで飲んでいたので、少し飲み過ぎの状態だったのでしょう。また徐々に増えてきますから心配はいりません。

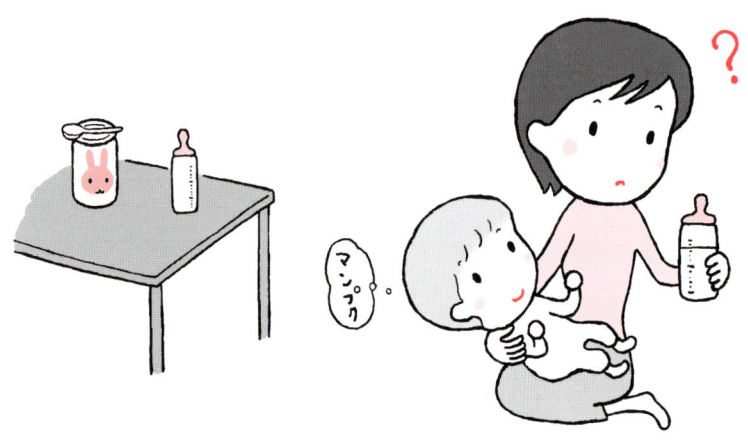

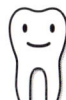 ## ミルクで寝かしつける習慣は止めましょう。

離乳食が始まってからも寝る前にミルクを与えていると、上の前歯を中心にむし歯が広がりがちです。眠っている間はだ液の分泌量が少ないため、特にむし歯になりやすいのです。やむを得ず寝る前にミルクを与えた場合は、ガーゼなどで歯を拭いてから寝かせてください。

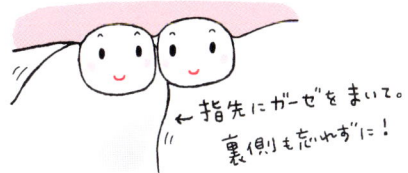

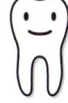 ## 離乳は子どもの成長に合わせて始めましょう。

赤ちゃんのあごや首の周りの筋肉はだんだん成長し、離乳食を食べる準備ができてきます。周囲のお子さんや育児雑誌の体験記などとつい比較してしまって早め早めに始めがちな離乳食ですが、あせらず、赤ちゃんの様子を見て始めましょう。

離乳開始の目安
・首がすわる。
・周囲の人が食べている様子に関心を示す。
・口をもぐもぐ動かす。
・食べているものに手をのばしてくる。

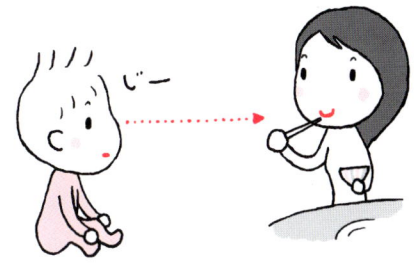

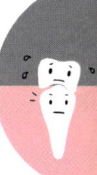

 ## まず、ミルク以外の味やスプーンに慣れさせましょう。

離乳食を始める準備として、水で薄めた果汁や薄いスープをスプーンであげてみましょう。味慣らしのためにと哺乳びんで果汁を与える方もいらっしゃいますが、糖分の取りすぎやむし歯につながりがちですからお薦めできません。

★ 果汁を手作りする場合は…

①少量をすりおろしたりすりつぶしたりして

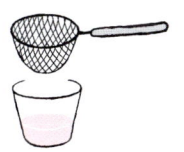

②茶漉しなどで漉して水か白湯で薄めてから

③スプーンで少しずつあげましょう

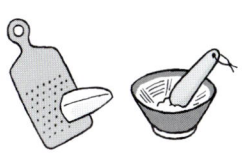

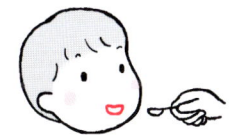

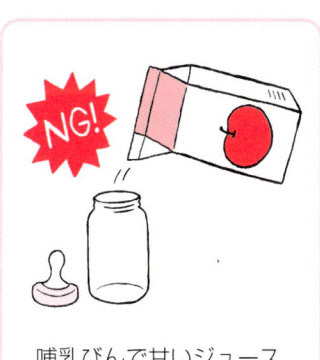

哺乳びんで甘いジュースを飲む習慣をつけるのはよくありません。

離乳はあせらず順序よく

赤ちゃんがあごや舌を動かすことを覚え、歯も生えそろってくるにつれて、
だんだんと硬いものが食べられるようになっていきます。

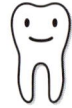 ## 様子を見ながら順序よく離乳を進めましょう。

　赤ちゃんの食べている様子を見ると、あごや舌をどのように動かしているかがわかります。その発達の様子に合わせて、離乳食の硬さを変えていきましょう。

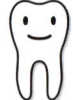 ## 市販のベビーフードも使いようです。

　離乳食はすべて手作りで！と決めている方や、つい市販のものに頼ってしまって…という方がいらっしゃるでしょう。お子さんの好みを引き出すために利用したり、入っている肉や野菜の硬さや大きさを参考にして離乳食を作ってみたりしてはいかがでしょう。

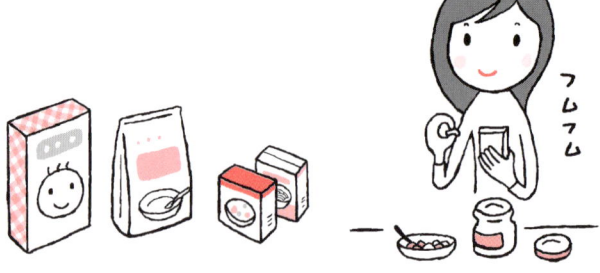

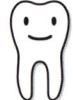 ## 食べないのは嫌いだからとは限りません。

　赤ちゃんのそのときの気分や体調で食事の量は増減します。食事は楽しい雰囲気でおいしく食べることが大切です。好き嫌いはよくないとばかりに無理やり食べさせることは避けましょう。

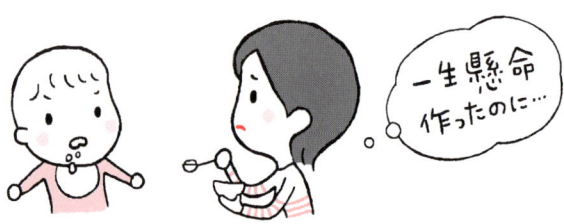

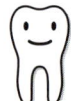 ## コップからゴクゴク飲めたら卒乳も考えましょう。

　栄養面からいえば、離乳完了期になったらミルクは必要ありません。おっぱいや哺乳びんはコップから飲めない赤ちゃんのためのもの、とお子さんに伝えてあげましょう。

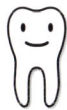

歯を使って上手にかめるようになるまで。

離乳食の進め方の例です。月齢はあくまで目安ですから参考程度に。

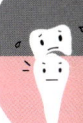

離乳初期（5〜6か月）
唇を閉じてゴックンと飲み込めるようになります。舌を前後に動かしています。

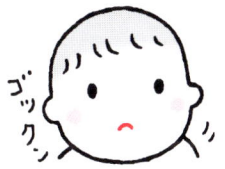

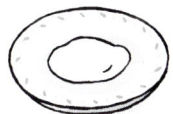 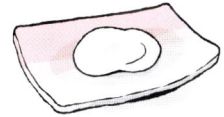 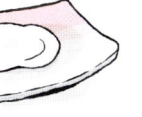

お湯でのばしたマッシュポテト　　ゆでてすりつぶした白身魚　　ポタージュスープ

- 粒のない、トロトロ状のものを。
- 徐々に水分を減らしてベタベタ状にしていきます。
- サラサラした液体はむせるので注意。
- 味付けはほとんど必要ありません。

離乳中期（7〜8か月）
舌が上下にも動くようになり、離乳食を上あごに押しつけてつぶして食べます。

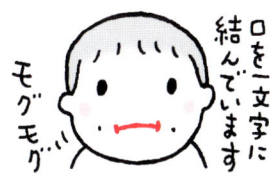

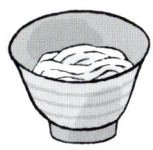 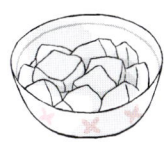 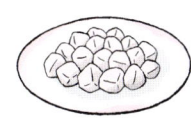

トロトロに煮たうどん　　あんかけ豆腐　　かぼちゃ、芋類、ニンジンなどの、軟らかく煮たもの

- 指でつまんで軽くつぶせるくらいのものを。
- 煮くずれる一歩手前の野菜や、豆腐くらいの硬さが目安。
- 栄養バランスも少しずつ考えていきましょう。

離乳後期（9〜11か月）
舌が左右にも動くようになり、舌とほおの内側とで支えて歯ぐきでつぶして食べます。

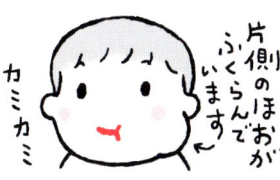

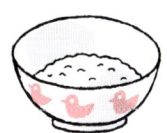 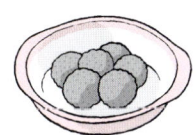 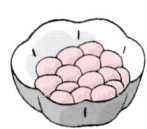

おかゆ〜軟らかめのご飯　　鶏肉や牛肉（赤身）のミートボール　　甘さを控えた煮豆

- 指でつまんで少し力を入れるとつぶせるくらいのものを。
- 軟らかいミートボールやフライドポテトくらいの硬さが目安。
- 塩や砂糖は極力控えて薄味にしましょう。

離乳完了期（1〜2歳）
前歯でかじりとって食べられるようになります。歯もだんだんと生えそろってきます。

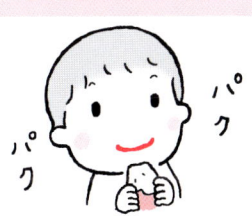

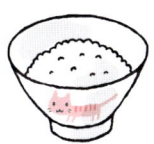 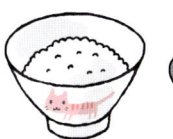 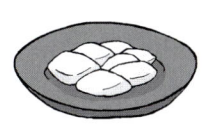 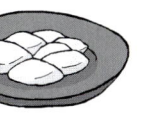 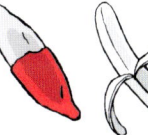

普通のご飯　　骨をとった煮魚や焼き魚（脂の少ないものを）　　ふかし芋　　バナナ

- 軟らかいものならたいてい食べられます。
- まだ食べにくいものについては33ページを。
- 胡椒やわさびなど刺激の強いものは避けましょう。

歯磨きの習慣をつけるには

むし歯予防には、規則正しい食生活に加えて、食後の歯磨きで
むし歯菌や、むし歯菌のエサとなる糖分を取り除くことも大切です。

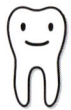 ## 歯磨きの習慣づけは、磨きたい気持ちを大切に。

　小学校にあがる前のお子さんの歯磨きは、あくまで習慣づけが目的。上手に磨けなくてもしかったりせず、楽しく磨けるようにしましょう。

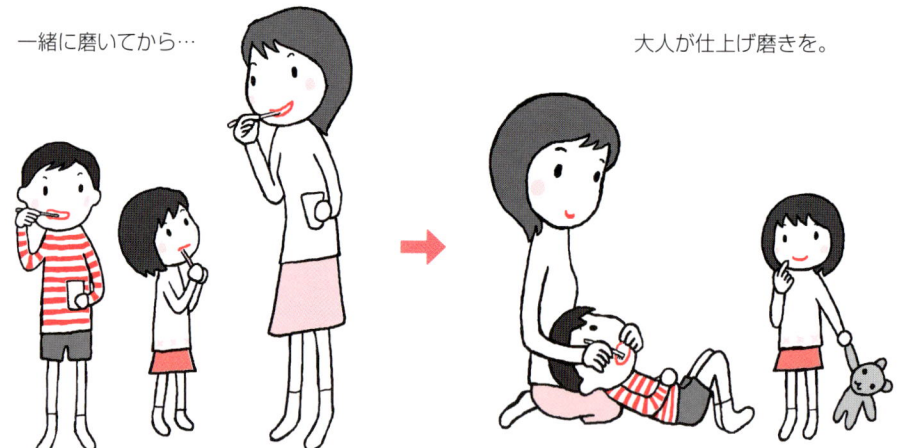

一緒に磨いてから…　　　　　　　　　　　　　　　大人が仕上げ磨きを。

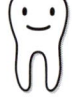 ## 磨かれるのを嫌がる場合はこんな工夫を。

　大人による仕上げ磨きは不可欠です。できれば小学校低学年くらいまでは続けてください。お子さんが嫌がる場合は、嫌がる理由を考えて工夫してみてみましょう。

嫌がる理由の例

歯ブラシが痛い	歯肉をこすられて痛い	人に磨かれると痛い
毛の短いものや柔らかいものに変えてみましょう。歯ブラシに抵抗があるようなら、一時的に指やガーゼに戻してもかまいません。	力を入れすぎないよう、毛先を意識して磨きましょう。特に痛みを感じやすいのは上唇の裏です。筋を指で守りながら磨きましょう。	自分で磨くと痛くないので、お子さん自身に歯ブラシを持たせて、その手をとって一緒に磨くとよいでしょう。
歯磨き剤のにおいが嫌	**長時間動けないのが嫌**	**眠い時に磨かれるのが嫌**
低年齢のうちは歯磨き粉は不要です。お子さんが好む場合のみ、ごく少量つけてあげましょう。	ポイントを絞って短時間で磨きましょう。磨く場所を変えながらこまめに磨くとよいでしょう。	歯磨きは、寝る前よりも食後すぐの方が効果的です。お子さんが眠くなる前にすませましょう。

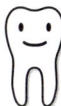 # 仕上げ磨きはポイントを押さえて確実に。

お子さんが苦痛を感じて歯磨き嫌いにならないよう、短時間で確実に磨きましょう。

★ 磨く時の姿勢
横座りかあぐらで。膝の間に頭を入れて安定させましょう。

★ 磨く順番
決めておくと磨き忘れ防止になります。

★ 歯ブラシの持ち方
力が入りすぎないようにペングリップで。

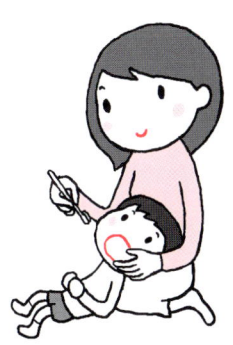
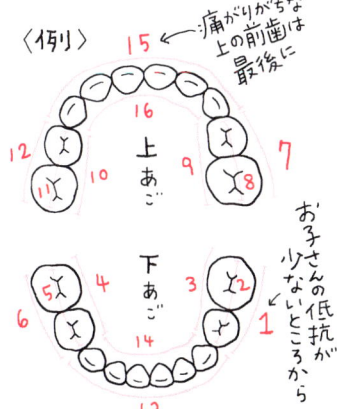
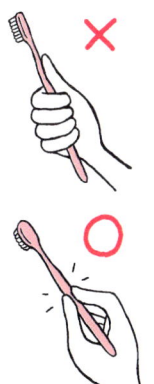

★ 歯ブラシの選び方　すみずみまで届くように小さめのものを。

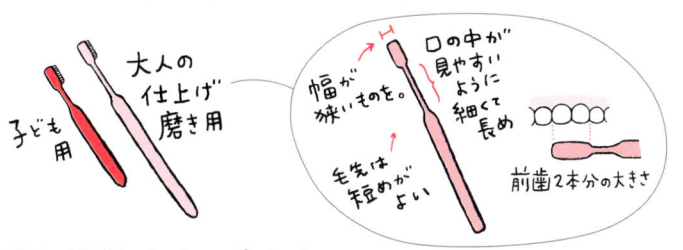
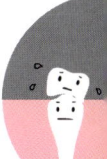

★ 汚れが残りやすいポイント
毛先がきちんとあたっているかどうかを確認しながら磨きましょう。

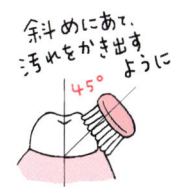
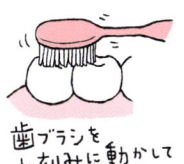
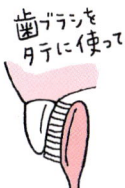
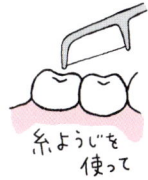

| 歯と歯ぐきの間 | 奥歯の溝の中 | 前歯の裏 | 歯と歯の間 |

★ 糸ようじの使い方
特に奥歯と奥歯の間は歯間がつまっていて汚れが残りやすいので気をつけましょう。

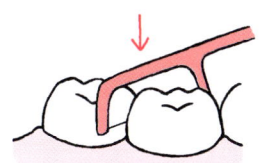
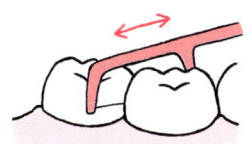
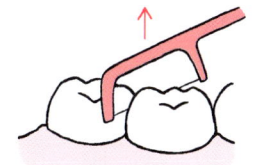

①そっと差し入れて　　②前後に細かく動かし　　③汚れを掻き出すように

大人と同じ食事ができるようになるまで

歯が生えそろうにつれて、上手に食べられるものが増えていきます。
好奇心旺盛なこの時期に、いろいろな味を体験させましょう。

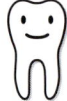 ## 手助けは控え、食べることを十分楽しませましょう。

　自分の手やスプーン、フォークなどの道具を使って食べる練習をする時期です。まわりを汚しても少々は目をつぶりましょう。適当な一口量の感覚を身につけさせるためにも、一口大に切る、フォークにさしてあげるなどの過剰なお手伝いは控えましょう。

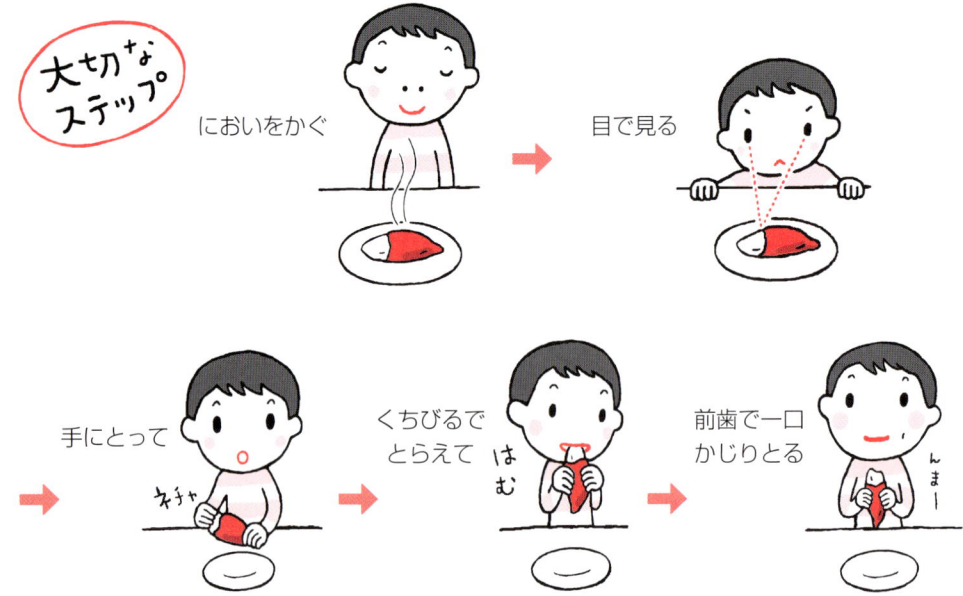

大切なステップ
においをかぐ → 目で見る → 手にとって → くちびるでとらえて → 前歯で一口かじりとる

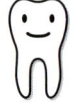 ## 無理に硬いものを与えてもあごは強くなりません。

　大人と同じように固形食を食べられるようになってきても、幼児のうちはまだ噛む力や消化能力は十分ではありません。無理に硬いものや繊維の強いものを与えると、丸飲み食べを覚えさせることになってしまいがちです。

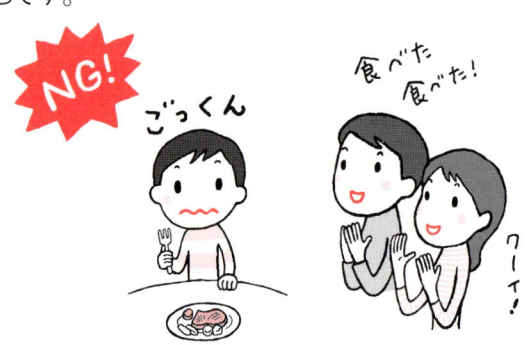

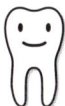 ## 奥歯がそろわないうちは食べにくいものもあります。

食べ物を奥歯ですりつぶし、だ液と混ぜてペースト状にまとめてから飲み込む、ということを、大人は意識せずに自然にしています。奥歯の生えていない小さい子には、次のようなものは食べづらいので、調理方法に気をつけましょう。

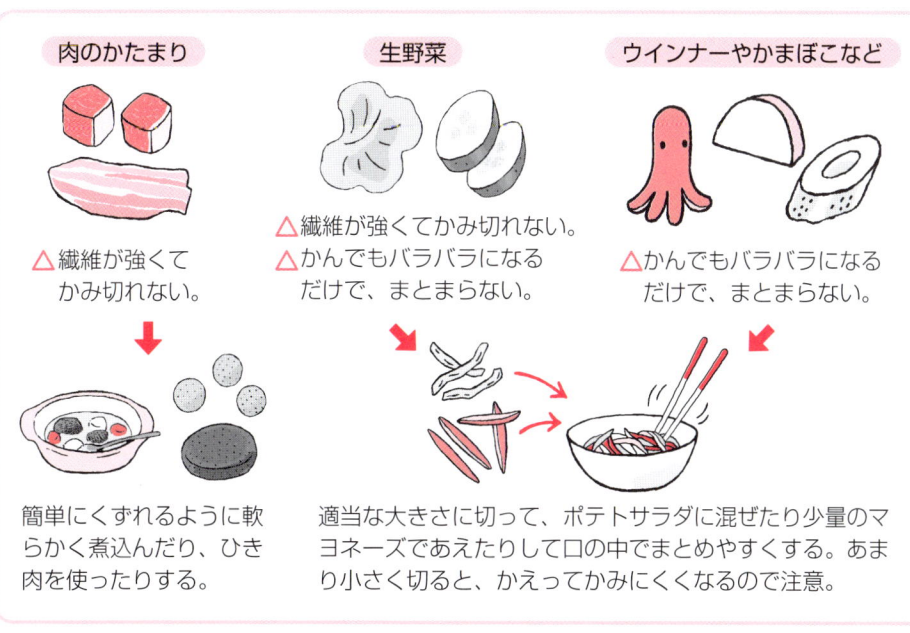

肉のかたまり
△繊維が強くてかみ切れない。
→簡単にくずれるように軟らかく煮込んだり、ひき肉を使ったりする。

生野菜
△繊維が強くてかみ切れない。
△かんでもバラバラになるだけで、まとまらない。
→適当な大きさに切って、ポテトサラダに混ぜたり少量のマヨネーズであえたりして口の中でまとめやすくする。あまり小さく切ると、かえってかみにくくなるので注意。

ウインナーやかまぼこなど
△かんでもバラバラになるだけで、まとまらない。

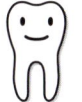 ## 甘いものを与えすぎないようにしましょう。

子どもは甘いものを好みがちです。取りすぎにならないように量をコントロールしてあげてください。幼児期に甘味の嗜好が強くなると、酸味や苦みなどの受け入れが悪くなります。また、甘いものの取りすぎは、カルシウムの吸収を妨げます。

甘味……エネルギー源　旨み……タンパク質　塩味……ミネラル

味は本来、これらの栄養を多く含む食品であることを伝えるシグナルなのです。甘いものや味の濃いスナック菓子などを欲しがるままに与えると、カロリーや糖分、塩分の取りすぎになってしまいますから気をつけましょう。

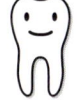 ## キシリトールなどの代用糖に注意。

キシリトールはむし歯の原因にならないといわれていますが、キシリトール入りの製品の中には砂糖を使っているものもあり、この砂糖がむし歯の原因になります。また、代用糖も砂糖と同様に、与えすぎると甘味嗜好が強くなってしまいます。

とりすぎると、お腹がゆるくなったり下痢をしたりすることもあるので注意。

おやつを与える時に気をつけたいこと

おやつには、毎日の楽しみの一つとしての役目もありますから
甘いお菓子を与えるのもよいのですが、その内容や量には注意が必要です。

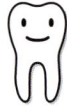
おやつは「第4の食事」です

　下の表をご覧ください。子どもと大人では体重が倍以上も違うのに、必要とするカロリーや栄養素にはそれほど差がないことがわかります。体が小さくて1日3回の食事ではとりきれない分をおやつで補うと考えるとよいでしょう。

★ お母さんと子どもの1日の栄養所要量の例

	エネルギー	タンパク質	カルシウム	ビタミンC
3〜5歳（男）	1,350kcal	45g	500mg	50mg
18〜29歳（女）	1,800kcal	55g	600mg	100mg

『ベターホームの食品成分表』（ベターホーム出版局）より作成

お菓子や果物のカロリーを把握しておきましょう。

　1日のおやつのエネルギー量の目安は、1〜2歳児では100〜150kcal、3歳児では200kcalです。2歳頃までは1日2回、3歳頃からは1日1回を目安に、時間を決めて与えましょう。与えすぎに気をつけて、食事の前には空腹になるようにしてあげてください。

★ 50kcalくらいのおやつ

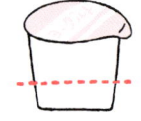
プレーンヨーグルト 2/5カップ

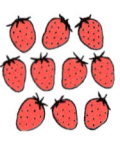
いちご10粒

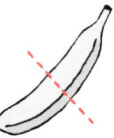
バナナ1/2本

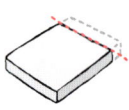
チーズスライス1枚弱　　ポテトチップス6枚

クッキー（5cm） 1枚半

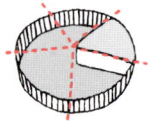
マドレーヌ1/5個

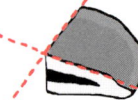
どら焼き1/4枚

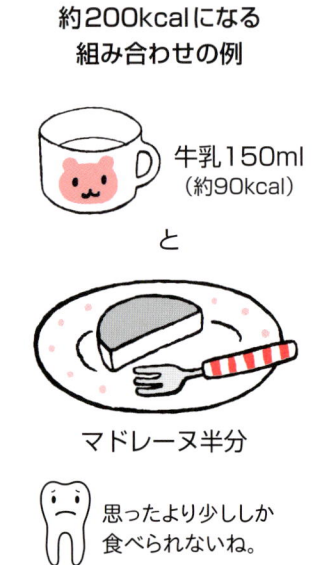
約200kcalになる組み合わせの例

牛乳150ml（約90kcal）

と

マドレーヌ半分

思ったより少ししか食べられないね。

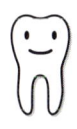

比較的むし歯になりやすいのはこんなお菓子。

・糖分の量が多い　・食べている時間が長い　・食べかすが残りやすい

　むし歯になる危険性がより高くなるのは上のようなものです。例えば、アメを口に含んだまま遊んだり、食べたお菓子のかすが歯についたまま寝てしまったりすると、むし歯になりやすくなります。なるべくむし歯になりにくいものを選んで、時間を決めて与えましょう。

おやつを、むし歯になる危険度別に分けると…

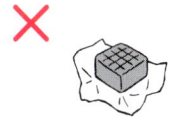

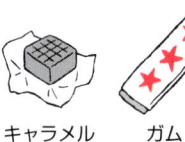

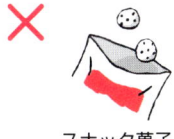

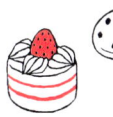

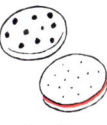

× キャラメル　ガム　アメ
砂糖を多く含み、食べている時間が長い。

× スナック菓子　ケーキ　クッキー
砂糖を多く含み、食べかすが残りやすい。

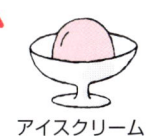

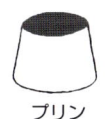

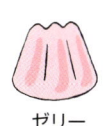

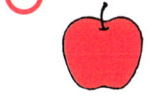

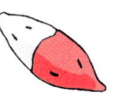

△ アイスクリーム　プリン　ゼリー
砂糖を多く含むが、短時間で食べられる。

○ くだもの　さつまいも　せんべい
自然の糖分で、食べかすも残りにくい。

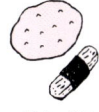

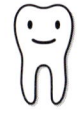

飲み物に含まれる糖分やカロリーにも注意。

　子どもは頻繁に飲み物を欲しがりますが、これは、必要とする水分量が体重1kgあたりにすると大人の約2倍と多いためです。そのたびにジュースや牛乳を与えていては糖分やカロリーのとりすぎになってしまいますから、なるべくお茶や水を与えるようにしてください。

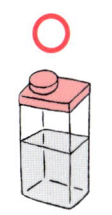

○ **麦茶、お茶**
糖分ゼロなので、普段の水分補給には極力これらを飲ませましょう。
（0〜2kcal）

△ **牛乳**
頻繁に飲むとエネルギーの取りすぎで食欲不振になるので注意。
（100〜150kcal）

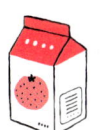

△ **100%果汁**
果糖が多く含まれているので、おやつの時に少量飲ませる程度に。
（80〜100kcal）

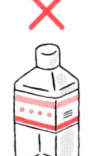

× **スポーツドリンク**
多量に糖分が含まれています。子どもに飲ませるのは控えましょう。
（20〜100kcal）

× **炭酸飲料**
糖分が多いだけでなく、酸が歯を攻撃します。子どもには与えないで。
（85〜110kcal）

※（　）内はエネルギーの目安（200ccあたり）

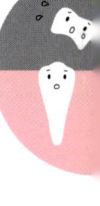

幼稚園や保育園に入ったら

通園により、生活に規律性がつきやすくなります。
行動半径が広がり、社会性が身につく時期でもあります。

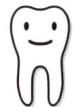

食生活のリズムを整えるチャンスです。

通園時間をベースに、規律正しいリズムを作りましょう。

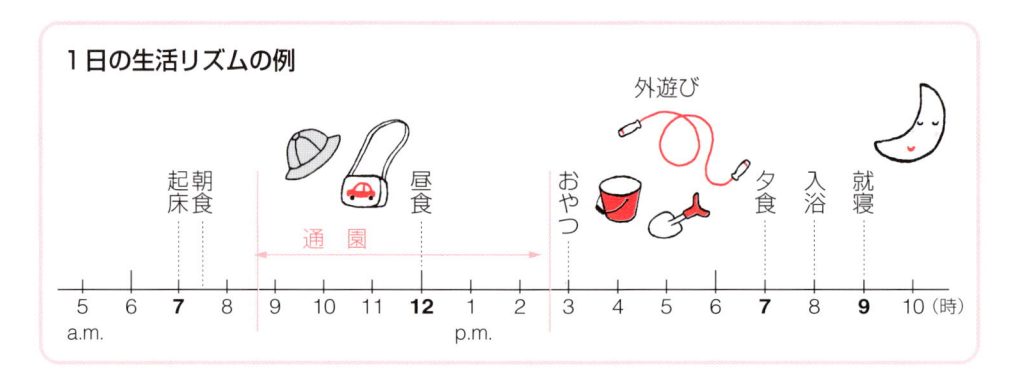

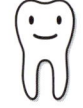

1日の生活リズムの例

起床 / 朝食 / 昼食 / おやつ / 外遊び / 夕食 / 入浴 / 就寝
通園

子どもに出すおやつは、保護者どうしで話し合って。

新しく友だちができてお互いの家に遊びに行くようになると、自分の家以外で飲んだり食べたりする機会もでてきます。子どもにむし歯ができないように、また、ご飯の前にはちゃんとお腹が空くように、保護者どうしで協力しましょう。

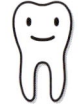

公園でお菓子を食べるのはやめましょう。

子どもは甘いものを見れば欲しがりますし、すすめられて断るのも勇気がいります。なかにはアレルギーで小麦や卵の入ったものを食べられない子もいます。公園は遊ぶための場所。保護者どうしで話し合って、お菓子は持っていかないようにしましょう。

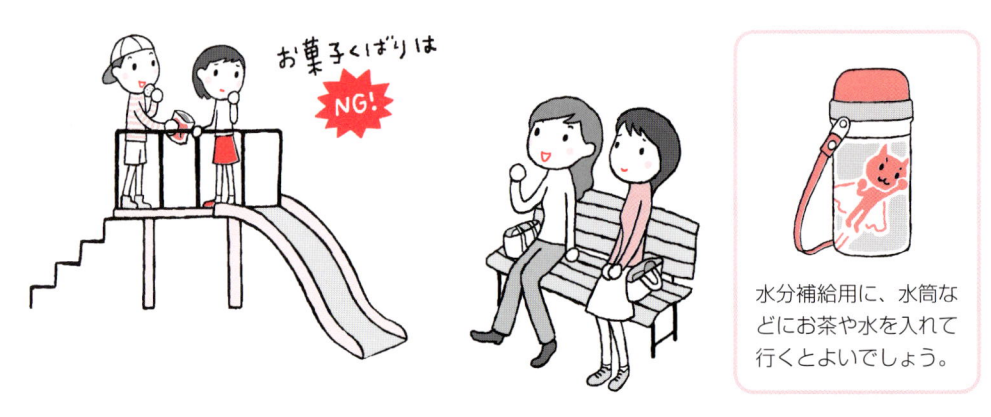

お菓子くばりは NG!

水分補給用に、水筒などにお茶や水を入れて行くとよいでしょう。

他の人と一緒に食べることでマナーが身につきます。

　子どもは周囲の人たちの食べる様子を見て真似をしたりしながら、新しく経験する食べ物の食べ方を覚えていきます。楽しく、おいしく食べることが大切です。

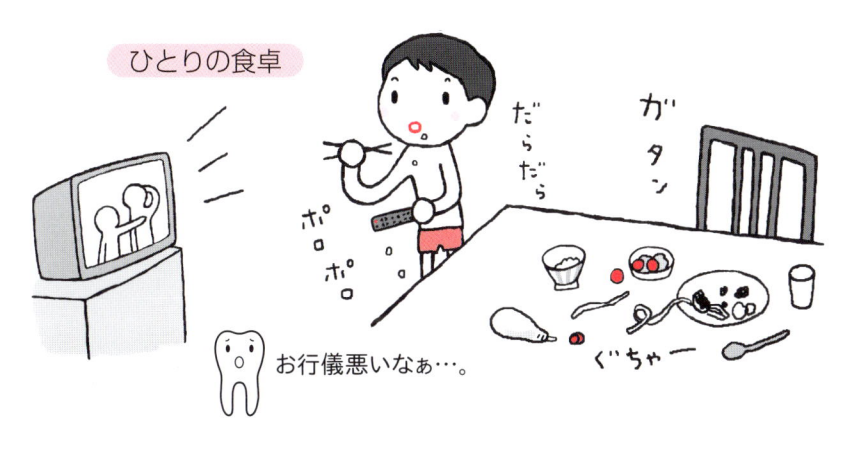

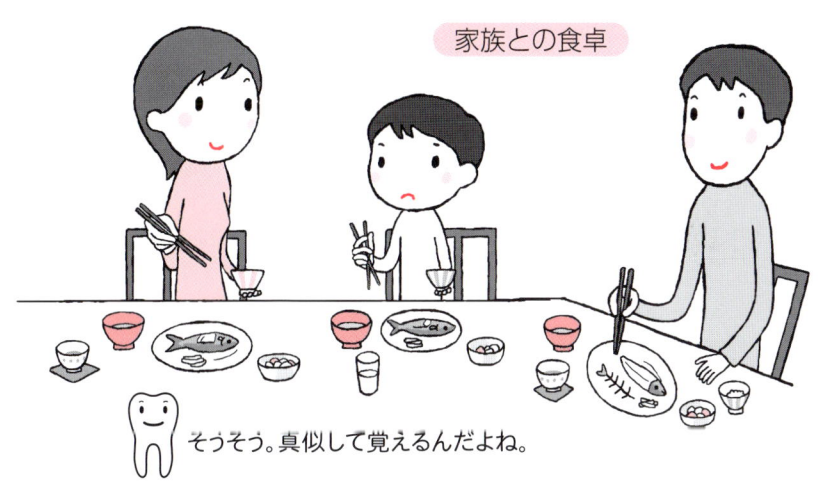

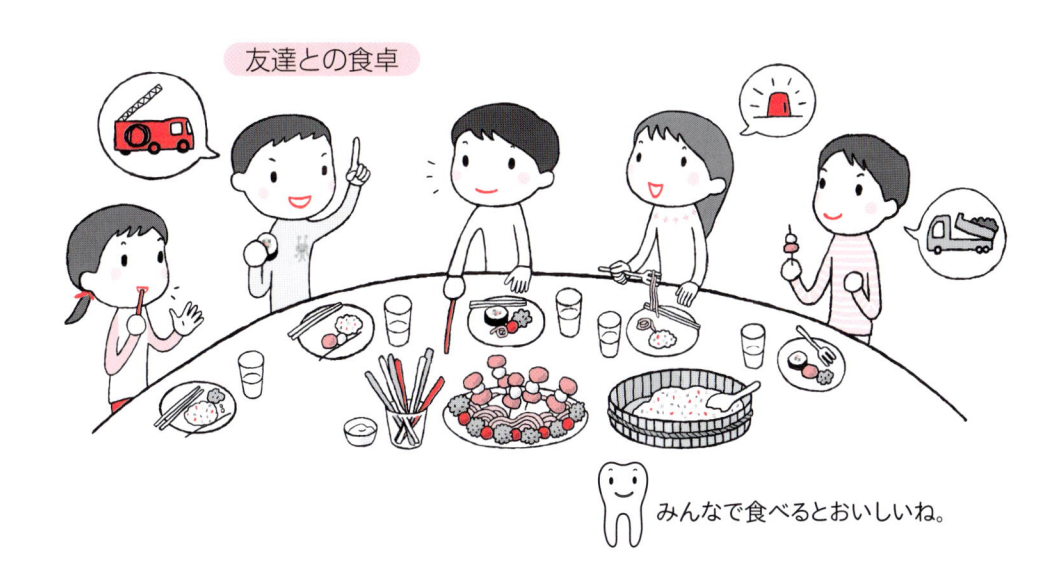

ひとりの食卓

お行儀悪いなぁ…。

家族との食卓

そうそう。真似して覚えるんだよね。

友達との食卓

みんなで食べるとおいしいね。

0　1　2　3　4　5　6　7　8　9　10　11　12　13　14　15　16　17　…（歳）

歯磨きはすみずみまで確実に

せっかく毎日歯磨きをしていても、磨き残しがあると
その部分は磨いていないのと同じことになってしまいます。

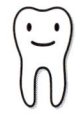

食後の歯磨きはなぜ必要なのでしょう。

むし歯菌は、口の中に糖分が入ってくると3分ほどで酸を作りますが、だ液がその酸を中和するのには40分以上かかります。ですから、食後はすぐに歯磨きをして、むし歯菌やそのエサとなる糖分を取り除くことが大切なのです。

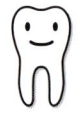

歯ブラシの届きにくいところに注意。

磨き残しができないように、歯ブラシがすみずみまで届いているかどうか意識しながら磨きましょう。歯の生え方によって磨きにくいところも違ってきますから、できれば歯科医院で歯磨きの個人指導を受けるとよいでしょう。

★ 歯垢（プラーク）のできやすいところ

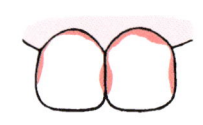

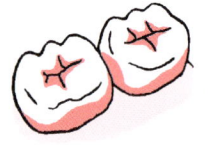

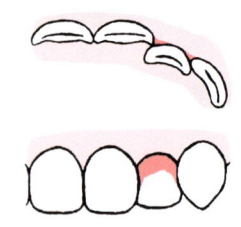

上の奥歯のほお側と下の奥歯の舌側は、特に汚れがたまりやすいので注意。

歯と歯ぐきの間、歯と歯の間、奥歯の溝・側面

歯がでこぼこしているところ

歯と歯の間は糸ようじを使いましょう。糸ようじの使い方は31ページをご覧ください。
歯がでこぼこしているところは歯ブラシを縦に使うとよいでしょう。

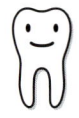

特にむし歯になりやすい歯があります。

生えてきたばかりの奥歯です。手前の歯よりも一段低くて歯ブラシが届きにくいだけでなく、溝が深いので汚れもたまりがち。お子さんに、特に気をつけて磨くよう指導してください。実際に口の中をのぞいて具体的に教えてあげるとよいでしょう。

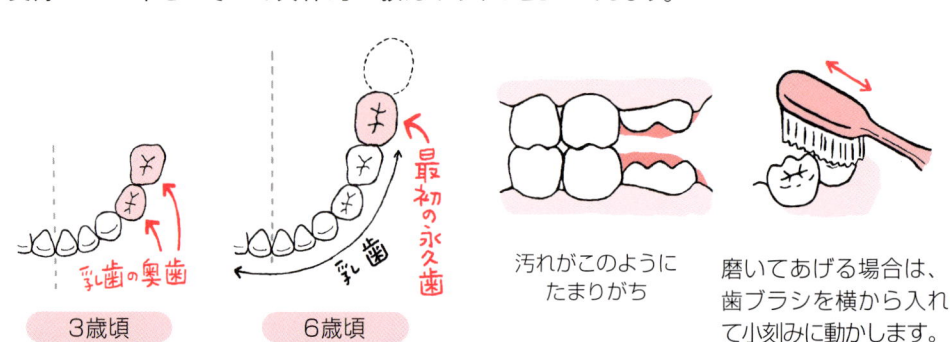

乳歯の奥歯
3歳頃

最初の永久歯
乳歯
6歳頃

汚れがこのようにたまりがち

磨いてあげる場合は、歯ブラシを横から入れて小刻みに動かします。

むし歯予防に、フッ素を取り入れましょう。

フッ素には次のような働きがありますから、上手に使えばむし歯予防に効果があります。

・歯を強くする　・初期むし歯を再石灰化する　・むし歯の原因菌を抑制する

フッ素の使用には、大きく分けて次の3通りの方法があります。

★ 歯科医院でのフッ素塗布

歯の生えはじめに行うのが効果的です。3～4か月に一度行いましょう。

★ フッ化物洗口剤による洗口

家庭でできる方法です。お子さんが、自分で上手にうがいができるようになったら使えます。4歳頃からが目安。特に寝る前の使用が、口の中のフッ化物濃度が長時間高く保たれるため効果的です。

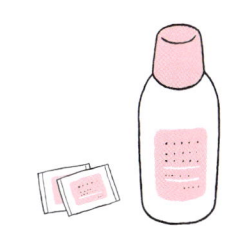

市販のフッ化物洗口剤の例
顆粒や粉末を水に溶かして作った液でうがいをします。

★ フッ化物配合歯磨き剤の使用

家庭でできるもっとも身近な方法です。日本で市販されている歯磨き剤の約80％にフッ素が含まれています。

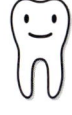

フッ素は食品からもとることができます。

フッ素を多く含む食品を活用しましょう。詳しくは21ページをご覧ください。

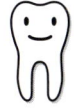

歯の溝を埋めるというむし歯予防法もあります。

「シーラント」と呼ばれる方法です。かむ面の溝の細い隙間に汚れが入り込むことを防ぎます。ただ、あくまでも補助的な方法と考えてください。フッ素の使用にも同じことがいえますが、これをしたからむし歯にならないというものではありません。

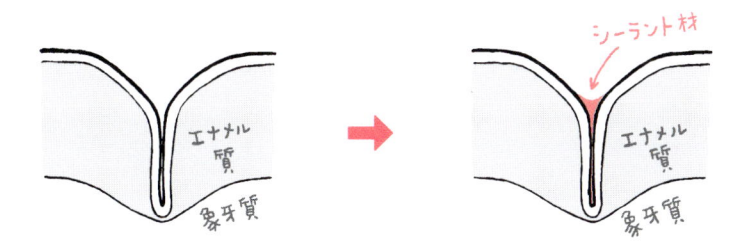

汚れが入り込みやすい隙間を…　→　あらかじめシーラント材で埋めておく

小学校にあがったら

学年が進むにつれて、塾や習い事など学校以外の活動を始めるお子さんも増えてくるでしょう。どのようなことに気をつければよいでしょうか。

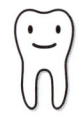

生活リズムを見直してみましょう。

塾や習い事などの影響で、夕食や就寝の時間が遅くなっていませんか？ 買い食いや間食が増えて、食事がしっかりとれなかったりはしていませんか？ できるだけ規律正しい生活リズムを保つよう心掛けましょう。

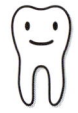

特に、夜寝る前の過ごし方に気をつけましょう。

夜、テレビゲームなどの強い光を浴びたり、寝る直前まで勉強をしたりすると、脳が興奮して寝付きが悪くなります。また、寝る前に間食をとると、胃の負担が大きくて十分消化できないため、朝食をおいしくしっかり食べられなくなってしまいます。

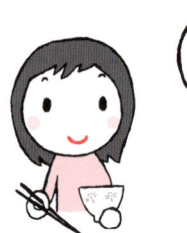

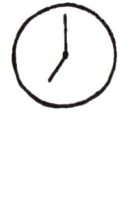

できれば夕食は早めにすませ、寝る前の2時間はものを食べないようにしましょう。

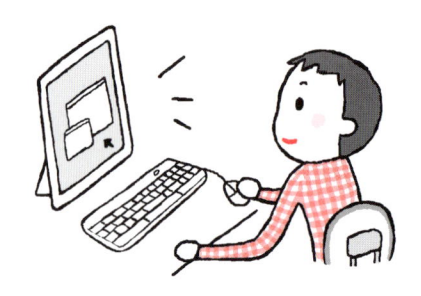

夜の強い光は生体のリズムをくるわせてしまいます。

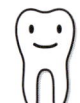

お子さん自身によるコントロールも大切です。

高学年になってくると、塾や部活などさまざまな活動の都合で、やむを得ずお子さん自身が外で食べ物や飲み物を買う場合も出てくるかもしれません。栄養バランスを意識して買うものを選べるように指導してあげましょう。

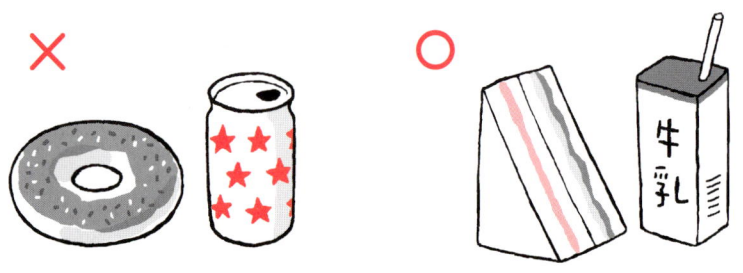

清涼飲料水の飲み過ぎに気をつけましょう。

お子さんが外で気軽に買って飲みがちな清涼飲料水には、たくさんの砂糖が含まれているので、むし歯や肥満、食欲不振などにつながります。お子さんに、自分で飲み物を買うときにはなるべくお茶や水などを選ぶように話してあげてください。

★ **飲料水に含まれている砂糖の量を知っておきましょう。**

下は、市販の飲料水350mlあたりに含まれている砂糖の量の例です。1本3gのスティックシュガーで何本分にあたるかを考えると、その量の多さを実感できるでしょう。

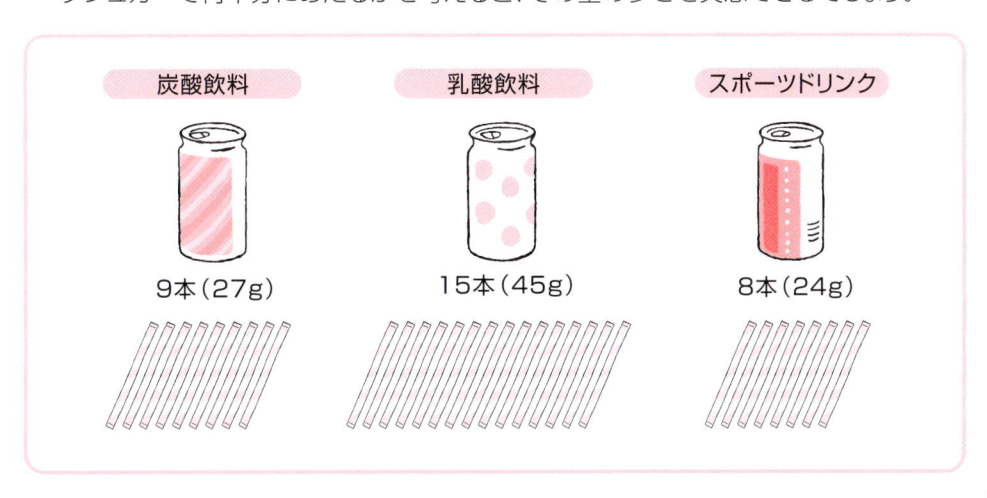

炭酸飲料	乳酸飲料	スポーツドリンク
9本（27g）	15本（45g）	8本（24g）

★ **飲料水の酸が、歯を攻撃します。**

清涼飲料水の多くは、さわやかな飲み心地にするために酸性になっています。そして、その酸っぱさをやわらげるために大量の砂糖が入っているのです。8〜9ページにもあるように、酸は歯のミネラル成分を溶かし出してしまいますから注意が必要です。

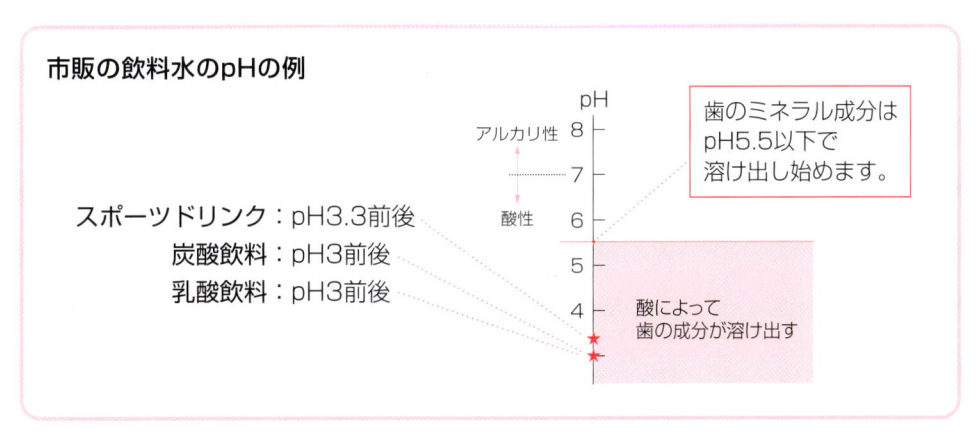

市販の飲料水のpHの例

スポーツドリンク：pH3.3前後
炭酸飲料：pH3前後
乳酸飲料：pH3前後

歯のミネラル成分はpH5.5以下で溶け出し始めます。

酸によって歯の成分が溶け出す

ペットボトルを持ち歩いてのだらだら飲みに注意！

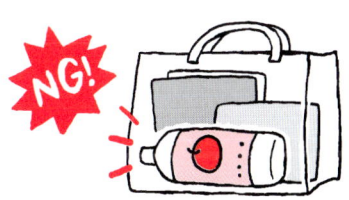

中学生、高校生になったら

中学生になり思春期を迎えると第二次性徴が見られ、身体も著しく発育します。
発育に対応したエネルギーや栄養素をとることが大切です。

朝、昼、夜の3食を、できるだけバランス良く。

　朝食を食べると脳細胞が働き、授業にも集中できます。また、バランスのよい食事は脳神経を刺激し、イライラを鎮めます。いわしなどの青魚や牛乳、卵、チーズ、納豆、野菜、海草などを十分にとり、カルシウム、ビタミン、タンパク質などが不足しないようにしましょう。

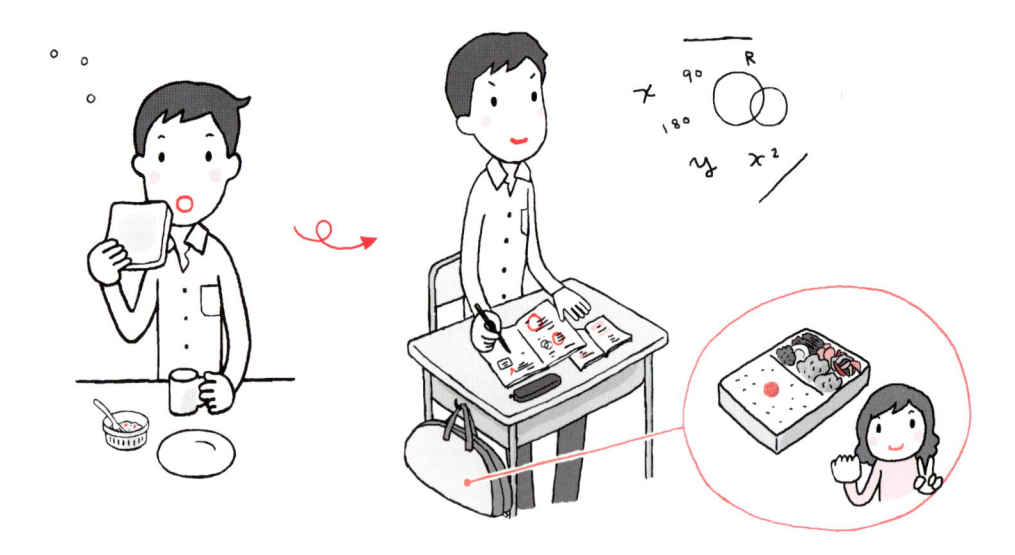

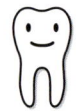

インスタント食品のとりすぎに気をつけましょう。

　加工食品やインスタント食品を頻繁に食べさせたり、お子さんが自分で買ってきて食べたりはしていませんか？　これらの食品に含まれるリン酸塩は、カルシウムの吸収を妨げます。また、味が濃く調節もしにくいため、塩分の取りすぎにもなりますから注意が必要です。

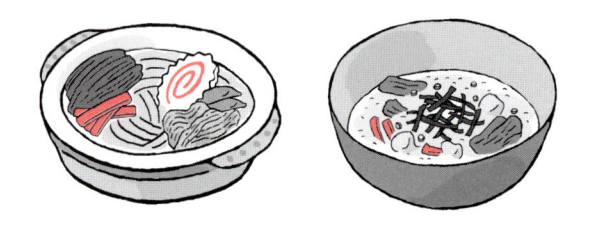

受験勉強などで夜食が必要な場合は、カップ麺などは避け、野菜や肉を入れた雑炊やうどんなど、栄養バランスと消化吸収のよいものを少なめに用意してあげるとよいでしょう。

無理なダイエットに気をつけましょう。

　ダイエットのためにと食事を抜いて、栄養不足から貧血になったり、ホルモンバランスがくずれたりすることがあります。もし、何らかの理由で体重が増加してダイエットが必要な場合は、親が協力して食事内容などに気をつけてあげるのもよいでしょう。

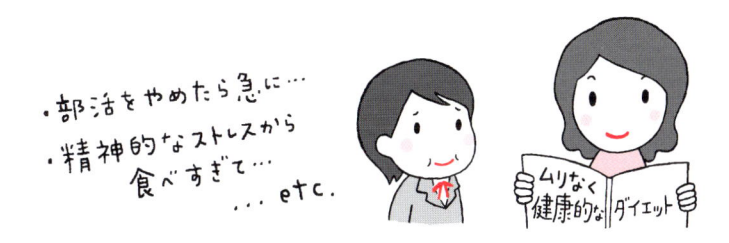

・部活をやめたら急に…
・精神的なストレスから
　食べすぎて…
　　　…etc.

ダイエット中でも食事は1日3回とりましょう。食事の回数を減らすと、かえって体脂肪がつきやすくなるといわれています。

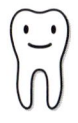

買い食いや間食の増加に気をつけましょう。

　だらだら食べはむし歯のもと。また、食べ過ぎや運動不足による肥満は、糖尿病や脂肪肝、高脂血症などの生活習慣病を誘発します。この時期の食生活習慣が、大人になって自立してからの食生活にもつながっていきますから、なるべく整えるようにしましょう。

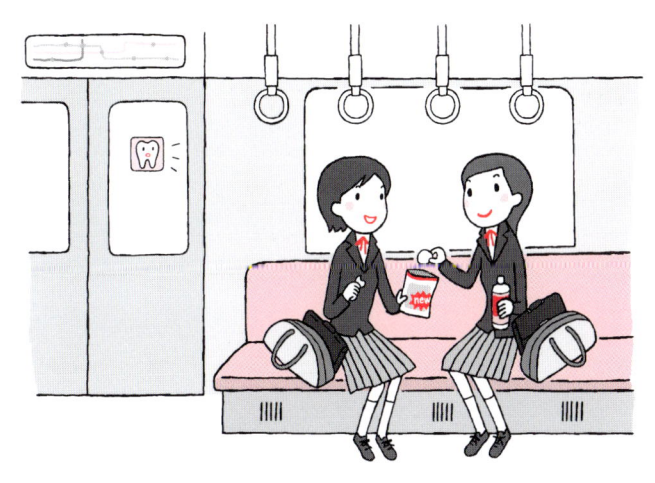

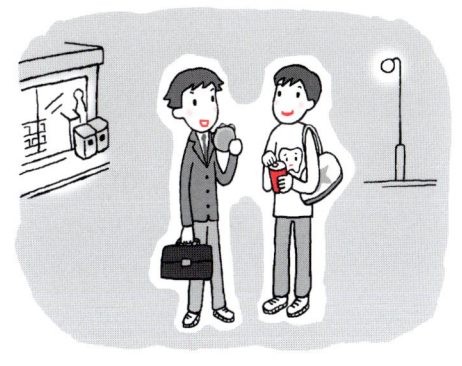

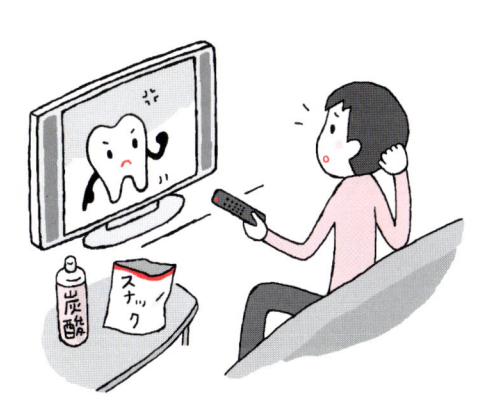

食生活についておさらいしましょう

むし歯になりやすい食生活になっていませんか?
お子さんと一緒に次の質問に答えて、46ページの得点表で採点してみましょう。

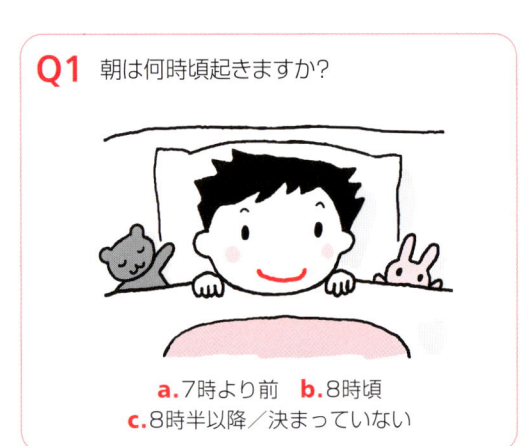

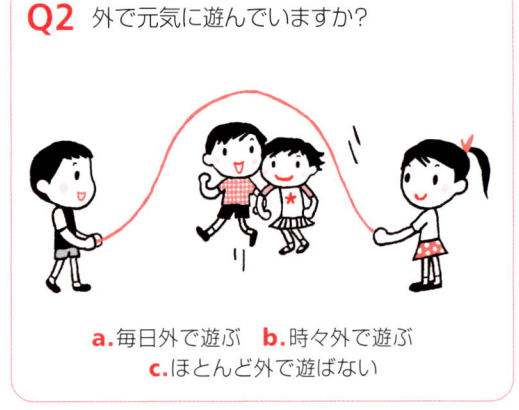

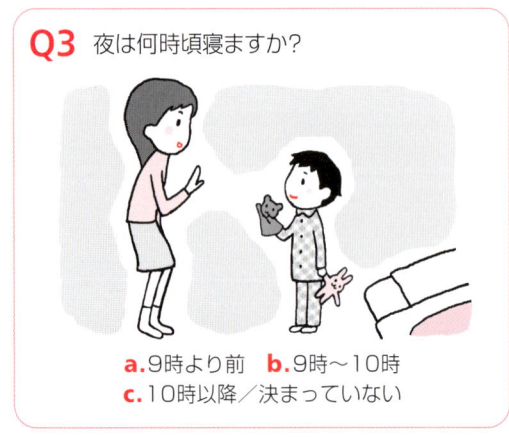

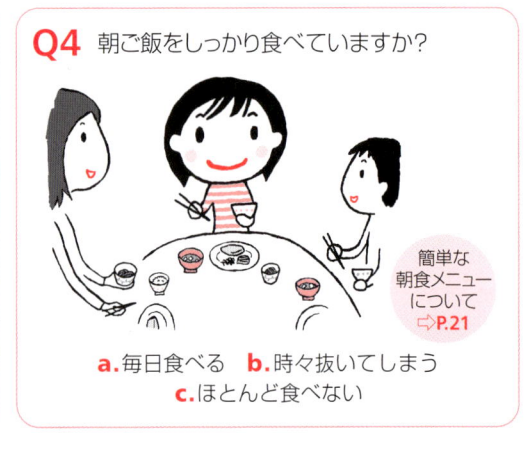

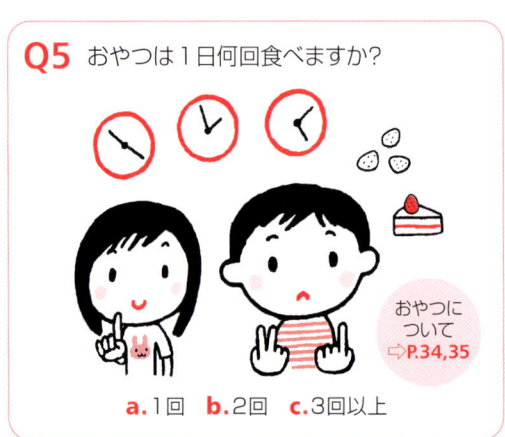

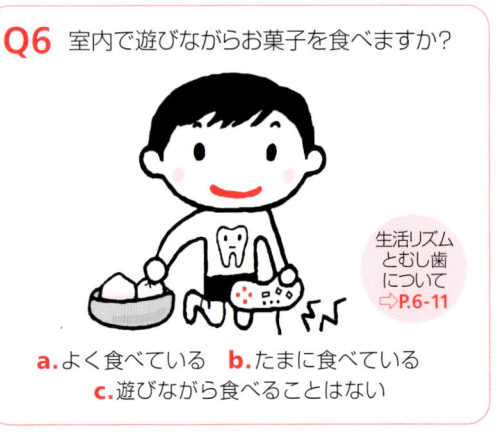

Q1 朝は何時頃起きますか?

a. 7時より前　b. 8時頃
c. 8時半以降／決まっていない

Q2 外で元気に遊んでいますか?

a. 毎日外で遊ぶ　b. 時々外で遊ぶ
c. ほとんど外で遊ばない

Q3 夜は何時頃寝ますか?

a. 9時より前　b. 9時〜10時
c. 10時以降／決まっていない

Q4 朝ご飯をしっかり食べていますか?

a. 毎日食べる　b. 時々抜いてしまう
c. ほとんど食べない

簡単な朝食メニューについて ➡ P.21

Q5 おやつは1日何回食べますか?

a. 1回　b. 2回　c. 3回以上

おやつについて ➡ P.34,35

Q6 室内で遊びながらお菓子を食べますか?

a. よく食べている　b. たまに食べている
c. 遊びながら食べることはない

生活リズムとむし歯について ➡ P.6-11

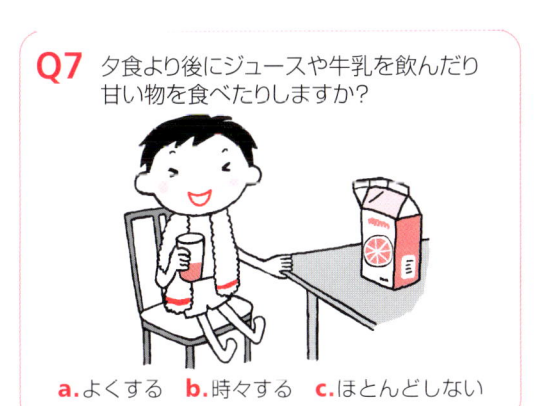

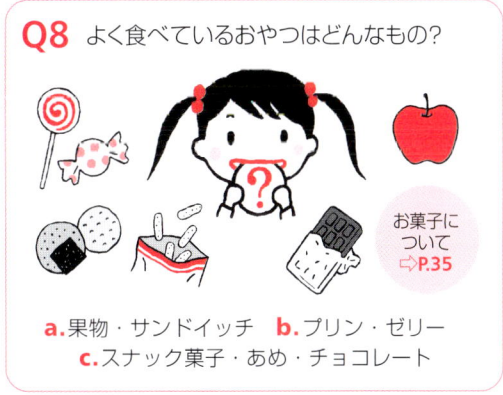

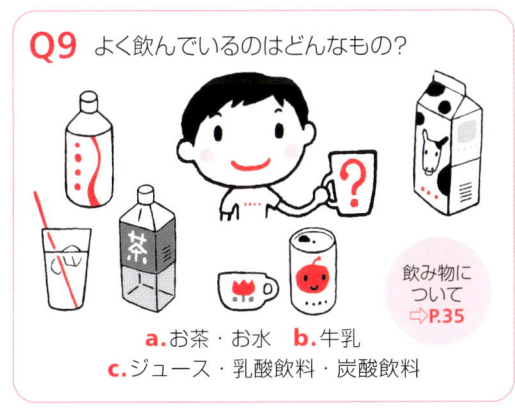

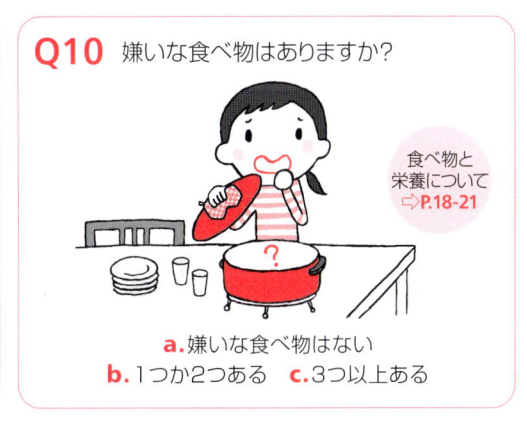

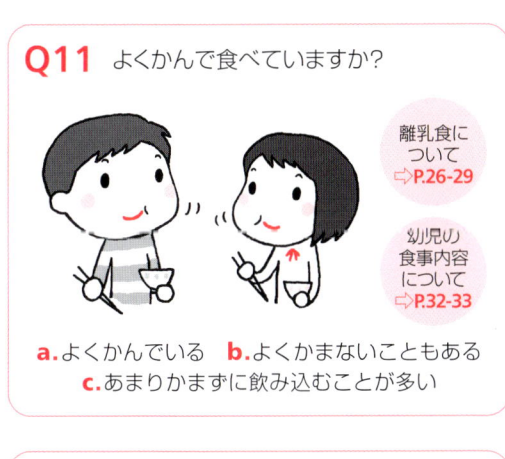

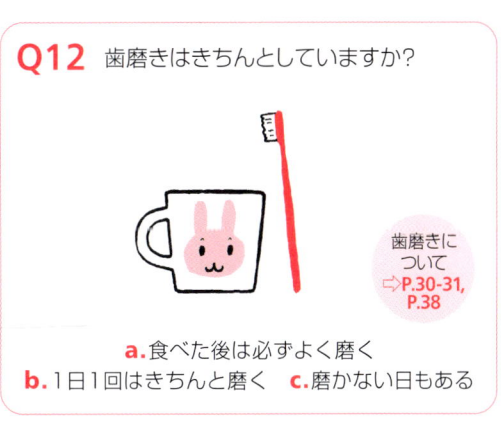

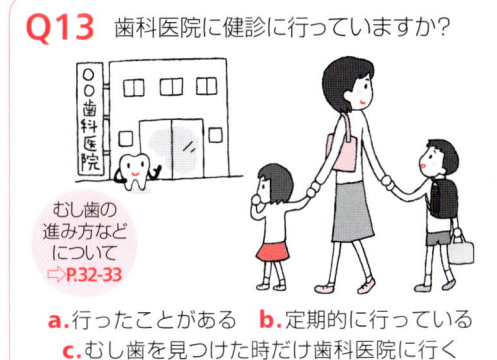

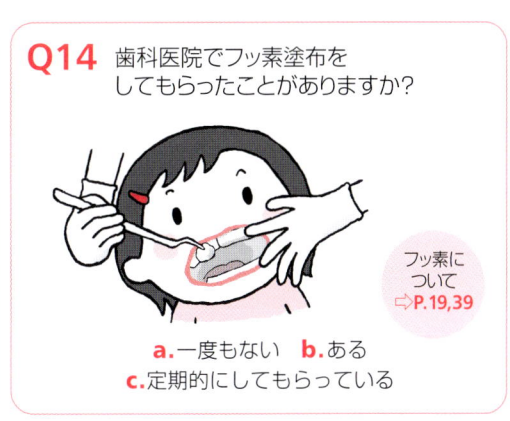

Q7 夕食より後にジュースや牛乳を飲んだり甘い物を食べたりしますか？

a. よくする　b. 時々する　c. ほとんどしない

Q8 よく食べているおやつはどんなもの？

お菓子について ⇨ P.35

a. 果物・サンドイッチ　b. プリン・ゼリー
c. スナック菓子・あめ・チョコレート

Q9 よく飲んでいるのはどんなもの？

飲み物について ⇨ P.35

a. お茶・お水　b. 牛乳
c. ジュース・乳酸飲料・炭酸飲料

Q10 嫌いな食べ物はありますか？

食べ物と栄養について ⇨ P.18-21

a. 嫌いな食べ物はない
b. 1つか2つある　c. 3つ以上ある

Q11 よくかんで食べていますか？

離乳食について ⇨ P.26-29

幼児の食事内容について ⇨ P.32-33

a. よくかんでいる　b. よくかまないこともある
c. あまりかまずに飲み込むことが多い

Q12 歯磨きはきちんとしていますか？

歯磨きについて ⇨ P.30-31, P.38

a. 食べた後は必ずよく磨く
b. 1日1回はきちんと磨く　c. 磨かない日もある

Q13 歯科医院に健診に行っていますか？

むし歯の進み方などについて ⇨ P.32-33

a. 行ったことがある　b. 定期的に行っている
c. むし歯を見つけた時だけ歯科医院に行く

Q14 歯科医院でフッ素塗布をしてもらったことがありますか？

フッ素について ⇨ P.19,39

a. 一度もない　b. ある
c. 定期的にしてもらっている

0　1　2　3　4　5　6　7　8　9　10　11　12　13　14　15　16　17　…　（歳）

得点表

	Q1	Q2	Q3	Q4	Q5	Q6	Q7	Q8	Q9	Q10	Q11	Q12	Q13	Q14
a	5	5	5	5	5	0	1	5	5	5	5	5	2	1
b	3	3	3	3	4	2	3	3	4	3	3	3	5	3
c	1	1	1	1	0	5	5	1	1	1	1	0	1	5

上の得点表を見て、下の表にお子さんの得点を書き込んでみましょう。

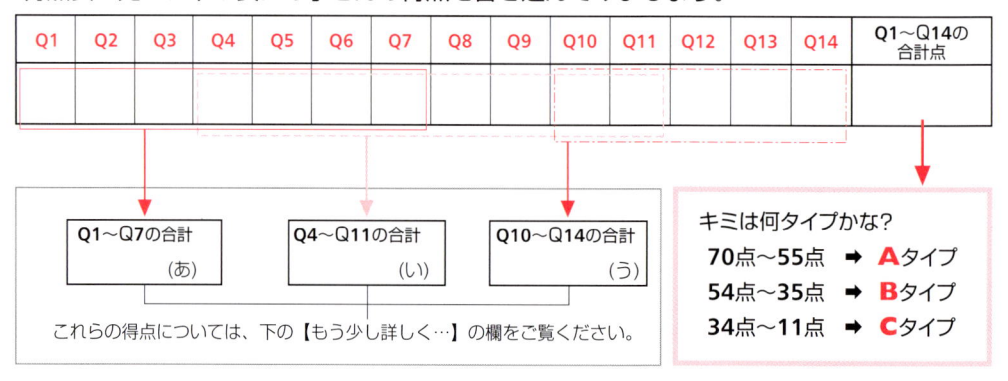

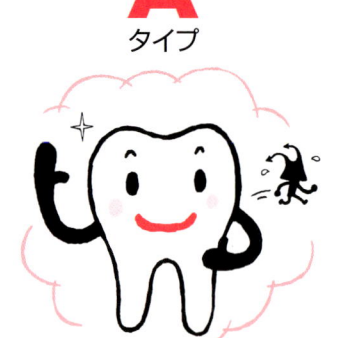

Q1	Q2	Q3	Q4	Q5	Q6	Q7	Q8	Q9	Q10	Q11	Q12	Q13	Q14	Q1～Q14の合計点

- Q1～Q7の合計 （あ）
- Q4～Q11の合計 （い）
- Q10～Q14の合計 （う）

これらの得点については、下の【もう少し詳しく…】の欄をご覧ください。

キミは何タイプかな？
- 70点～55点 ➡ **A**タイプ
- 54点～35点 ➡ **B**タイプ
- 34点～11点 ➡ **C**タイプ

Aタイプ
その調子！
昼は外で元気に遊んで、早寝早起き。正しい生活リズムがむし歯予防の第一歩です。

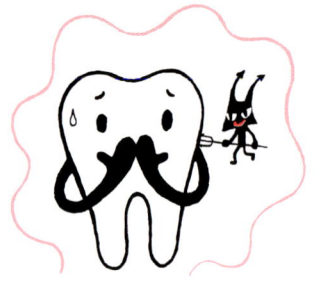

Bタイプ
もうひといき！
おやつのちょこちょこ食べはむし歯のもと。決まった時間に食べて、食べたら歯磨きを。

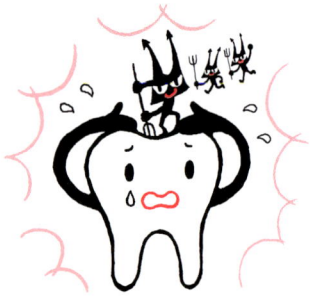

Cタイプ
たいへん！！
口の中ではむし歯菌たちが大喜び。このままではたくさんむし歯ができちゃうかも…。

もう少し詳しく…

右のグラフに、(あ)～(う)の得点をマークして、線で結んでみましょう。特に気をつけたいポイントがわかります。

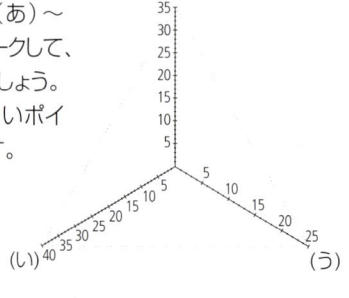

① **まんべんなく高い**
このような形になるのが理想です。

② **(あ)が低い**
早寝早起きを心掛けるなど、生活リズムを見直してみましょう。

③ **(い)が低い**
糖分や脂分の取りすぎ、野菜不足などになっていませんか？ 食事内容を見直してみましょう。

④ **(う)が低い**
歯磨き指導、定期検診、フッ素塗布など、むし歯予防のためにも、歯科医院を活用しましょう。

次世代へ伝えたい食事の大切さ

　最近、子ども達の食べ方の問題や食べることへの無関心さなどが話題にあがります。

　昔は、生きるために必要な食べものを求めて、生活の多くの時間が食べものを手に入れるために（狩猟や農耕など）使われてきました。文明の発展とともに食べものの生産や流通も変わり、容易にいろいろな食べものが手に入る時代になりましたが、かえって食べることについての関心は低くなってきている現状です。

　周囲の大人たちが食事をどう考え、子どもたちにどう対応しているかが、子どもたちの食べ方に大きな影響を与えています。家族でそろっても食事より遊びに行くことが優先されたり、子どもの生活の中で食事より勉強の方が重視される状況の中では、子どもが食を大切にする意識は育ちにくいものです。

　食事の場を通じて子どもは多くのことを学んでいきます。家族やいろいろな人たちと一緒に食べることで、食べる楽しみや様々な食べもの、食べ方を覚えていき、子どもの「食べる」ことへの関心は高まります。

　やがてお子さんが大人になり親となったとき、自分の子どもに食べることの楽しさや大切さを伝えていけるように、また、さらに年をとり老人になっても、食べたい物を自分の歯で食べてこころも身体も元気に暮らせるように、ご家庭での一日一日の食生活を大切にしていきましょう。

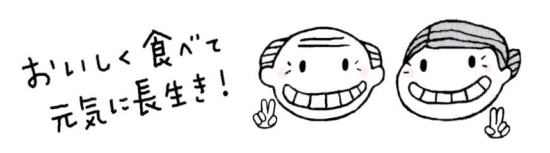

おいしく食べて元気に長生き！

監修

佐々 龍二

編・著

昭和大学歯学部小児成育歯科学教室

参考文献

ベターホーム協会：ベターホームの食品成分表，ベターホーム出版局，2001

よい歯を育てる食生活　　　　　　　　　　　　　　　定価（本体2,800円＋税）

平成16年6月18日発行　第1版第1刷	
平成18年6月20日発行　第1版第2刷	
平成21年10月26日発行　第1版第3刷	
平成24年1月11日発行　第1版第4刷	
平成28年1月15日発行　第1版第5刷	監修　佐々　龍二
	編著者　昭和大学小児成育歯科学教室
	発行者　百瀬　卓雄
	印刷所　蓼科印刷株式会社

発行　わかば出版株式会社　　　発売　株式会社シエン社　デンタルブックセンター

〒112-0004　東京都文京区後楽1-1-10　TEL 03(3816)7818　FAX 03(3818)0837　URL http://www.shien.co.jp

©Wakaba Publishing, Inc. 2009, Printed in Japan〔検印廃止〕ISBN 978-4-89824-024-3 C0047
本書を無断で複写複製（コピー）することは、特定の場合を除き、著作権及び出版社の権利侵害となります。

レイアウト・イラスト／池田　暁子